Sonderdruck aus „Ergebnisse für Chirurgie und Orthopädie", Band 33

Inhalt.

	Seite
Literatur	477
Einleitung	480
Namengebung	481
Ätiologie: 1. Reflektorische Theorie	482
2. Inaktivitätsatrophie	483
3. Der physiologische reaktive Umbau und seine Entgleisung (Dystrophie, Atrophie)	483
Erklärung der Entstehungsweise des physiologischen reaktiven Umbaues, der Dystrophie und der Atrophie	485
1. Die akute traumatische Form	487
2. Die infektiös-entzündliche Form	487
3. Die neurotische Form	488
4. Die thrombotische Form	488
Klinisches Bild und Röntgenbild	488
1. Erscheinungen beim physiologischen reaktiven Umbau	488
2. Erscheinungen der Dystrophie	497
3. Erscheinungen der Atrophie	502
Pathologische Anatomie	505
Disposition: 1. Alter und Geschlecht	506
2. Konstitutionstyp	507
3. Körperbautyp	512
Ursachen der Umbauerscheinungen an den Gliedmaßen (Grundkrankheiten)	513
Sitz der Umbauerscheinungen (Knochen und Knochenabschnitte)	514
Zeit des Auftretens	517
Biologische Bedeutung der Umbauerscheinungen (Zweckmäßigkeit)	519
Differentialdiagnose	520
Begutachtung	521
Prognose (Heildauer)	522
Behandlung	524
1. Der physiologische reaktive Umbau	524
2. Die Dystrophie	526
3. Die Atrophie	527
Prophylaxe	528
Zusammenfassung	529

ISBN 978-3-662-28044-7   ISBN 978-3-662-29552-6 (eBook)
DOI 10.1007/978-3-662-29552-6

Literatur.

ANDENINO: Veränderungen der Knochen in gelähmten Gliedmaßen. Riv. Pat. nerv. **19**, No 9. Ref. Zbl. Path. **1915**, 353.
ASKANAZY u. E. RUTISHAUSER: Die Knochen der Basedowkranken. Beitrag zur latenten Osteodystrophie fibrosa. Virchows Arch. **291**, 653 (1933).
BAASTRUP, CHR. L.: The acute bon atrophy and its Roentgen pictur. Arch. of Radiol. **2**, 364 (1923) und Bibl. Laeg. (dän.) **116**, 161 (1924).
BAUERMEISTER, H.: Zur Ätiologie der akuten Knochenatrophie. Diss. Freiburg/Br. 1937.
BECK, O.: Knochenatrophie. Verh. dtsch. orthop. Ges. **16**, 263 (1923).
— Pathologische Anatomie und spezielle Pathologie der Knochenatrophie. Erg. Chir. **18**, 536 (1925).
BERGMANN, v.: Die vegetativ Stigmatisierten. Z. klin. Med. **108**, 90 (1928).
— Funktionelle Pathologie, 2. Aufl. Berlin: Julius Springer 1936.
BERNSTEIN u. VÖLKER: Über die Schwankungen des Grundumsatzes. Z. exper. Med. **53**, 439 (1926).
BIER, A.: Reiz und Reizbarkeit. Ihre Bedeutung für die praktische Medizin. Münch. med. Wschr. **1921 II**, 1473f.
BILLROTH, TH.: Beiträge zur pathologischen Histologie. Berlin 1858.
— Über Knochenresorption. Arch. klin. Chir. **2**, 118 (1862).
BIRKENKOPFF, G.: Zur Frage der akuten, fleckigen (SUDECKschen) Knochenatrophie. Inaug.-Diss. München 1939.
BLOCK, W.: Chemische und physiochemische Untersuchungen zur Physiologie und Pathologie der Knochen. Z. orthop. Chir. **49**.
BORST, M.: Pathologische Histologie, S. 242. Leipzig 1912.
BRANDES: Experimentelle Untersuchungen über den zeitlichen Eintritt der durch Inaktivität bedingten Knochenatrophie. Fortschr. Röntgenstr. **21**. Verh. dtsch. orthop. Ges. **1921**, 290.
BRANDT, G.: Die biologische Bedeutung der SUDECKschen Knochenatrophie. Bruns' Beitr. **151** (1931).
BROOKS, B.: Bone atrophy. South. med. J. **15**, 823—825 (1922).
BRÜTT u. KNIPPING: Die Gasstoffwechseluntersuchungen in der Chir. Klinik. Erg. Chir. **21**, 1 (1928).
BÜSSEM, W.: Über akute, fleckige Knochenatrophie und Trauma. Dtsch. Z. Chir. **231**, 418 (1931).
BURCKHARDT: Über tuberkulöse und nicht tuberkulöse Gelenkerkrankungen. Chirurg **1** (1929).
— Die Diagnose der tuberkulösen und nichttuberkulösen Gelenkerkrankungen. Zbl. Chir. **1930**.
BUSATTO, S.: Gerichtlich-medizinische Betrachtungen über die SUDECKsche Knochenatrophie. Ref. Z.org. Chir. **82**, 330.
CRAVENER, E. K.: Acute reflex bone atrophy (SUDECKs disaese) short summary of literature and 2 typical cases. N.Y. State J. Med. **36**, 815—820 (1936).
DAX, R.: Über die Beziehungen der Zirkulationsstörungen zur Heilung von Frakturen langer Röhrenknochen mit besonderer Berücksichtigung der A. nutritia. Bruns' Beitr. **104**, 313 (1917).
DE MEES, O.: L'atrophy de SUDECK. Rev. med. Louvain. **1920**, 177.
DUBOIS, M.: Über akute traumatische Knochenatrophie. Arch. orthop. Chir. **32**, 398 (1932).
DUBS: Über die SUDECKsche Knochenatrophie nach Verbrennungen. Münch. med. Wschr. **1921 II**, 1141.
EDENS, E.: Die Konstitution als Krankheitsgrundlage. Klin. Wschr. **1938 I**, 433.
— Klin. Wschr. **1923 I/II**.
EMBDEN: Diskussion zu SUDECKs Vortrag in der Sitzung des ärztlichen Vereins zu Hamburg, 18. Febr. 1901. Ref. Neur. Zbl. **1902**.
EWALD u. BRINKMANN: Die Knochenatrophie als Symptom und selbständiges Krankheitsbild. Verh. dtsch. orthop. Ges. (1932) **1933**, 27. Kongr., 357—373.
EXNER: Beitrag zur Kenntnis der akuten Knochenatrophie. Fortschr. Röntgenstr. **6**, 1 (1902/03).

Fischer, F. u. E. Elzinga: Local atrophy of bone; effect of immobilization and of operative procedures. Arch. Surg. 28, 936—942 (1934).
Fleischhauer, K.: Über Nervenverletzungen. Berl. klin. Wschr. 1915 I, 212.
Friedl, Schinz: Zur Frage der Knochenatrophie. Erg. med. Strahlenforsch. 1 (1925).
Gebhardt, K.: Grundsätze der Nachbehandlung und Gliedmaßenverletzung. Arch. orthop. Chir. 40, 53 (1939).
Goldscheider: Über neurotische Knochenatrophie und die trophischen Funktionen des Nervensystems. Z. klin. Med. 60, 1 (1906). — Berl. klin. Wschr. 1894.
Grashey, R.: Chirurgisch-pathologische Röntgenbilder. Lehmanns med. Atlas, Bd. 8. 1924.
— Knochenschwund im Röntgenbild. Z. orthop. Chir. 51, Beih. (1929).
Gurd, F. B.: Posttraumatic acute bone atrophy (Sudeck's atrophy). Ann. Surg. 99, 449 bis 469 (1934). Auch Arch. Surg. 32, 273—291 (1936).
Häbler, C.: Physikalisch-chemische Probleme in der Chirurgie. Berlin: Julius Springer 1930.
— Physiko-chemische Medizin nach Heinrich Schade. Dresden-Leipzig: Theodor Steinkopff 1939.
Haeff, V.: Über die Bedeutung der Knochenatrophie bei Knochen- und Gelenkstuberkulose. Zbl. Chir. 1930.
Hatzky, K. u. K. Müller: Über lokalisierte und herdförmige Knochenatrophie bei hypophysärovariellen Störungen. Fortschr. Röntgenstr. 49, 117—127 (1934).
Hecker, v.: Knochenatrophie. Röntgenpraxis 6, 203 (1934).
Henderson, M. S.: Acute Atrophy of bone: report of an unusual case involving the radius and ulna. Minnesota Med. 19, 214—218 (1936).
Herfarth, H.: Beitrag zur Frage der Sudeckschen Knochenatrophie. Bruns' Beitr. 132, 165.
Heydemann: Zbl. Chir. 1932, 2949. — Bruns' Beitr. 157, 561 (1931).
Hilgenreiner, H.: Die Knochenatrophie nach Schußfrakturen der Extremitätenknochen. Bruns' Beitr. 112, 473.
— Gibt es eine Sudecksche Knochenatrophie? Bruns' Beitr. 129, 683.
Hitschmann u. Wachtel: Die sogenannte Sudecksche Knochenatrophie als häufige Folge von Erfrierungen. Fortschr. Röntgenstr. 27, 621 (1920/21).
Hohmann, G.: Fuß und Bein, 3. Aufl., S. 364. München: J. F. Bergmann 1939.
Kallius: Experimentelle Untersuchungen über die Lymphgefäße der Röhrenknochen. Bruns' Beitr. 155, 115.
Karitzky, B.: Akute Gliedmaßendystrophie in ihrer Bedeutung für die Behandlungsmaßnahmen in der Unfallchirurgie. Hefte Unfallheilk. 1938, H. 22.
Keller, E.: Sudeckscher fleckförmiger Knochenumbau nach Blitzschlagverletzung. Zbl. Chir. 66, 24 (1939).
Kienboeck: Erwiderung zu den Bemerkungen von Dr. S. Nalbandoff. Neur. Zbl. 20 (1901).
— Über akute Knochenatrophie bei Entzündungsprozessen an den Extremitäten (fälschlich sog. Inaktivitätsatrophie der Knochen) und ihre Diagnose nach dem Röntgenbild. Wien. med. Wschr. 1901 II.
— Über Knochenveränderungen bei gonorrhoischer Arthritis und akuter Knochenatrophie überhaupt. Wien. klin. Wschr. 1905.
Kissinger, P.: Knochenatrophie, Folge von Verletzung oder mangelhafter Ernährung? Wschr. Unfallheilk. 37, 313—319 (1939).
Knipping: Der Grundumsatz und seine klinische Bedeutung. Erg. inn. Med. 31, 1 (1927).
Köhler, A.: Knochenerkrankungen im Röntgenbild. Wiesbaden 1901.
— Diagnostik älterer Kriegsverletzungen im weiteren Verlauf. Handbuch der ärztlichen Erfahrungen im Weltkriege 1914/18, Bd. 9, S. 106. 1922.
König, W.: Die Behandlung langsam heilender Knochenbrüche. Ther. Gegenw. 1937, S. 17.
König-Magnus: Handbuch der gesamten Unfallheilkunde, 4 Bände; 1932—1934.
Kretschmer: Körperbau und Charakter. 9. und 10. Aufl. Berlin: Julius Springer 1931.
Lange, Ruth.: Die Behandlung von Oberschenkelschaftbrüchen in der Münchener Universitätsklinik. Diss. München 1940.
Lehmann, W.: Zur Frage der neurotischen Knochentherapie, insbesondere nach Nervenschüssen. Bruns' Beitr. 107, 605 (1917).

LENK: Zur Frage der akuten Knochenatrophie bei Knochenbrüchen. Fortschr. Röntgenstr. **26**, 300 (1918/19).
LERICHE: Physiologie et pathologie du tissu osseux. Paris 1939.
LEXER, ERICH: Über akute fleckige Knochenatrophie und Trauma. Dtsch. Z. Chir. **231**.
— Untersuchungen über die Knochenarterien und ihre Bedeutung für Krankheitsvorgänge. Arch. klin. Chir. **71**.
— Weitere Untersuchungen über die Knochenarterien und ihre Bedeutung für Krankheitsvorgänge. Arch. klin. Chir. **78**.
MAGNUS, GG.: Chirurgisch wichtige Beobachtungen am Capillarkreislauf im Bilde des Hautmikroskops. Münch. med. Wschr. **1921**.
— Wesen und Behandlung der Pseudarthrose. Arch. klin. Chir. **1927**, 189.
MALIWA: Trophische Störungen nach Verletzung peripherer Nerven mit besonderer Berücksichtigung der Knochenatrophie. Med. Klin. **1917 I**, 704f.
MAURER, GG.: Wetter und Jahreszeit in der Chirurgie. Vorträge aus der praktischen Chirurgie, 20. Heft. Stuttgart: Ferdinand Enke 1938.
— Stoffwechseluntersuchungen bei akuter Knochenatrophie. Arch. klin. Chir. Kongr.-Bd. **196**, 190 (1939). (Vortrag auf der 63. Tagg dtsch. Ges. Chir. 1939).
— Schaftfrakturen der langen Röhrenknochen. Arch. klin. Chir. Kongr.-Bd. **196**, 155 (1939). (Aussprache zu Vortrag 31 auf der 63. Tagg dtsch. Ges. Chir. 1939).
— Die Disposition zur akuten Knochenatrophie: Vortrag auf der 24. Tagg Vereigg Bayer. Chir. am 24. Juni 1939.
MÜLLER, W.: Die normale und pathologische Physiologie des Knochens. Leipzig 1924.
NASSE, H.: Über den Einfluß der Nervendurchschneidung auf die Ernährung, insbesondere auf die Form und die Zusammensetzung der Knochen. Pflügers Arch. **23**, 361 (1880).
NOBLE, T. P. and E. D. W. HAUSER: Acute bon atrophy. Arch. Surg. Aslo repr. **12**, 75—95 (1926).
NONNE: Über die radiographisch nachweisbare akute und chronische Knochenatrophie (SUDECK) bei Nervenerkrankungen. Fortschr. Röntgenstr. **5**, 293 (1905/06).
OBERST: Über die Knochenverbiegungen bei akuter Osteomyelitis. Münch. med. Wschr. **1890**.
OEHLECKER: Nordwestdeutscher Chirurgenkongreß. Dezember 1930.
OETTINGEN, N. v.: Zur Frage der Knochenatrophie. Diss. Würzburg 1932.
OHLMANN: Die SUDECKsche akute Knochenatrophie. Inaug.-Diss. Straßburg 1916.
— Über die SUDECKsche Knochenatrophie. Fortschr. Röntgenstr. **24**.
PITZEN: Über die anatomische Grundlage der chemischen traumatischen Gliedmaßendystrophie. Arch. orthop. Chir. **40**, 75 (1939).
POMMER, G.: Über die lacunäre Resorption in erkrankten Knochen. Sitzgsber. Akad. Wiss. Wien, Math.-naturwiss. Kl. **83**, 17 (1881).
— Über die Osteoclastentheorie. Virchows Arch. **92**, 310 (1883).
— Bemerkungen zu den Lehren von Knochenschwund. Arch. Kr. Eutomech. **102**, 324—336 (1924).
RABL: Experimentelle Untersuchungen über Druckatrophie des Knochens. Verh. dtsch. orthop. Ges. (1926) **1927**, 21. Kongr., 440—442.
RAHM, H.: Die BASEDOWsche Krankheit. Erg. Chir. **25**, 564 (1932).
REHN, E.: Muskelzustände bei Knochenbrüchen und ihre Bedeutung für die Frakturbehandlung. Arch. klin. Chir. **127**, 646 (1923).
REMÉ, H.: Verlaufsformen des akuten Knochenumbaues. Dtsch. Z. Chir. **253**, 76 (1939).
— Über das Wesen des akuten Knochenumbaues (SUDECKsche Knochenatrophie) und seine Beziehung zu den trophischen Störungen der Gliedmaßen. Med. Klin. **1940 II**, 827.
RICKER: Pathologie als Naturwissenschaft. Berlin: Julius Springer 1924.
RIEDER, W.: Die akute Knochenatrophie. Dtsch. Z. Chir. **248**, 270 (1936).
— Bedeutung der SUDECKschen Gliedmaßenatrophie in der Unfallbegutachtung. Chirurg **9**, 1 (1937).
SCHADE, H.: Die physikalische Chemie in der inneren Medizin, 3. Aufl. Dresden-Leipzig: Theodor Steinkopff 1923.
— Die Molekularpathologie der Entzündung. Dresden-Leipzig: Theodor Steinkopff 1935.
SCHAEFER, W.: Herd und Hof als unentbehrliche Begriffe in der Frakturlehre und in ihrer Beziehung zur sogenannten Inaktivitätsatrophie. Zbl. Chir. **65**, 2222 (1938).
SCHIFF u. ZAK: Wien. klin. Wschr. **1912 I**, 651.

Schinz, H. R., W. Baensch u. E. Friedl: Lehrbuch der Röntgendiagnostik, 4. Aufl., Bd. 1: Skelett. Leipzig: Georg Thieme 1939.
Schmidt, M. B.: Pathologie der Knochen. Erg. Path. 4, 570f.; 5, 895.
Schneider, E.: Über die Disposition zur akuten Knochenatrophie. Zbl. Chir. 1937, Nr 23, 1333.
Schultze, F.: Über den Einfluß der Muskeltätigkeit auf den Muskelumfang nebst Bemerkungen über die sogenannte reflektorische Knochenatrophie. Münch. med. Wschr. 1924 I, 494—496.
Schörcher, F.: Das traumatische Ödem der Hand. Bruns Beitr. 171, 176 (1940).
Schwarzenbek, E.: Zur Frage der akuten, fleckigen (Sudeckschen) Knochenatrophie. Inaug.-Diss. München 1939.
Segre, G.: L'atrofia ossea di Sudeck. Ann. ital. Chir. 6, 555—575 (1927). Also Chir. Org. Movim. 13, 1—28 (1929).
Shelling, Kramer u. Orent: J. of biol. Chem. 77 (zit. nach Rieder).
Staudinger: Schwere Knochenatrophie nach kleinen Traumen. Arch. orthop. Chir. 34, 221—223 (1933/34).
Stepp, Kühnau-Schröder: Die Vitamine und ihre klinische Anwendung, 5. Aufl. Stuttgart: Ferdinand Enke 1940.
Stern, W. G.: Acute transverse bone atrophy. J. Bone Surg. 18, 659—664 (1936).
Struppler, V.: Der Unterschenkelbruch des Skifahrers. 62. Tagg. dtsch. Ges. Chir. 1938, Arch. klin. Chir., 193.
Sudeck: Zur Altersatrophie (einschl. Coxa vara senium und Inaktivitätsatrophie der Knochen). Fortschr. Röntgenstr. 3, 205 (1899/1900).
— Über die akute entzündliche Knochenatrophie. Arch. klin. Chir. 62, 148 (1900).
— Verh. dtsch. Ges. Chir. 19. Kongr. Berlin 1900.
— Über die akute (reflektorische) Knochenatrophie nach Entzündungen und Verletzungen an den Extremitäten und ihre klinischen Erscheinungen. Fortschr. Röntgenstr. 5, H. 5 (1901/02).
— Über die akute Knochenatrophie. Münch. med. Wschr. 1902 I, 299.
— Über die akute (trophoneurotische) Knochenatrophie nach Entzündungen und Traumen der Extremitäten. Dtsch. med. Wschr. 1902 I, 336.
— Die trophische Extremitätenstörung durch periphere (infektiöse und traumatische) Reize. Dtsch. Z. Chir. 234, 596 (1931).
— Kollaterale Entzündungszustände (akute Atrophie und Dystrophie der Gliedmaßen) in der Unfallheilkunde. Hefte Unfallheilk. 1938, Nr 24 (Beih. Mschr. Unfallheilk.)
— Die kollateralen Entzündungsreaktionen an den Gliedmaßen (sogenannte akute Knochenatrophie). Arch. klin. Chir. 191, 710 (1938).
— Zur Theorie der Knochenbruchbehandlung. Zbl. Chir. 66, 867 (1939).
Turner, H.: Die akute Knochenatrophie im Röntgenbilde. Ref. Z.org. Chir. 82, 342.
Volkmann, R. v.: Die Krankheiten der Knochen. Billroths Handbuch der allgemeinen und speziellen Chirurgie, Bd. 2, Abt. 2. Erlangen 1865.
Weill, P.: Über akute Knochenatrophie bei Schußverletzungen der Extremitäten, ihre Ursache und funktionelle Bedeutung. Münch. med. Wschr. 1917 I.
Willich: Über die akute traumatische Knochenatrophie. Arch. klin. Chir. 158.
Winternitz, R.: Erfrierung im Röntgenbild. Med. Klin. 1917 I, 29.
Zur Verth: Fußverletzungen. Jkurse ärztl. Fortbildg 1938, H. 12.

Einleitung.

Die Unfallheilkunde nahm in den letzten Jahren einen raschen Aufstieg. Die Heilung der Wunde und die Wiederherstellung des gebrochenen Knochens nehmen den ersten Platz in der Unfallchirurgie ein.

Häufig aber sind Wunde und Knochenbruch geheilt, die *unmittelbaren* Unfallfolgen also beseitigt, trotzdem aber ist der Verletzte noch nicht wiederhergestellt und noch nicht arbeitsfähig. Täglich erlebt der Unfallchirurg die Schmälerung seines Behandlungserfolges durch die *mittelbaren* Unfallfolgen, unter denen die Dystrophie und die Atrophie an den Gliedmaßen obenan stehen.

Als erster wies auf der 29. Tagung der Deutschen Gesellschaft für Chirurgie (1900) SUDECK auf die Atrophie, und zwar zunächst auf die akute Knochenatrophie hin. Seit dieser Zeit hat man sich viel mit dieser „SUDECKschen Atrophie" befaßt, allein es ließ sich keine einheitliche Stellungnahme zu diesem Krankheitsbild erzielen.

Gemeinsam von allen Autoren wird aber heute anerkannt, daß es sich nicht um Vorgänge handelt, die nur den *Knochen* einer verletzten Gliedmaße betreffen, sondern daß *alle Gewebe*, Haut, Muskulatur, Kapsel-Bandapparat der Gelenke, Nägel und Haare von der Atrophie und Dystrophie ergriffen werden.

Bei der weittragenden Bedeutung dieser Zustände für die Unfallchirurgie und für die Kriegsverletzungen habe ich auf Veranlassung meines Chefs, Herrn Prof. Dr. MAGNUS, seit einigen Jahren auf die Gliedmaßendystrophie besonders geachtet.

Das sehr große stationäre und ambulante Unfallmaterial der Münchener Klinik, das im Jahre etwa 12000 Verletzungen, darunter rund 5000 Frakturen umfaßt, gab mir reichlich Gelegenheit, die vielfache Verschiedenheit der Zustandsbilder, die klinischen und röntgenologischen Erscheinungen, Dauer und Verlauf der Vorgänge und die pathologische Anatomie zu verfolgen, Fragen der Disposition und Konstitution nachzugehen und schließlich auf die Behandlung dieser Verletzungsfolgen ein besonderes Augenmerk zu richten.

In der folgenden Arbeit wurden die im Schrifttum vorhandenen Feststellungen über die Gliedmaßendystrophie zusammengefaßt, durch eigene Beobachtungen erweitert und damit wurde versucht ein abgerundetes Bild über das Leiden zu geben.

Namengebung.

Die sehr wechselvolle und unterschiedliche Namengebung der Gliedmaßendystrophie in ihren einzelnen Stadien, die in den Veröffentlichungen zutage tritt, macht das Verständnis dieser Vorgänge für den Unfallchirurgen — namentlich aber für den Arzt, der sich nicht ausschließlich unfallchirurgisch betätigt — besonders schwierig und es ist erklärlich, wenn ein Großteil von Chirurgen von dem Krankheitsbild nicht mehr weiß als vielleicht den Namen.

SUDECK nennt das Krankheitsbild in einer Arbeit kollaterale Entzündungszustände[1], in einer anderen Arbeit spricht er von kollateralen Entzündungsreaktionen[2], eine frühere Veröffentlichung betitelt sich: Die trophische Extremitätenstörung durch periphere (infektiöse und traumatische) Reize[3].

Noch uneinheitlicher mutet die Einteilung des Leidens in verschiedene Stadien an. Die immer wieder wechselnden Bezeichnungen müssen den Leser verwirren. Ich zitiere:

1. SUDECK (Arch. klin. Chir. **191**, H. 4, 170): a) Die „akute, fleckige Knochenatrophie" der Heilungsperiode. — b) Die „chronische Form" der Knochenatrophie bei ungeheiltem primärem Herd. — c) Die chronische „traumatische Gliedmaßendystrophie" nach leichten Verletzungen.

2. SUDECK (Hefte Unfallheilk., H. 24, S. 12): a) Zustand der (akuten) Entzündung in der Heilperiode. — b) Zustand der chronischen Entzündung mit Dystrophie. —c) Zustand der Atrophie nach abgelaufener Entzündung.

3. SUDECK [Zbl. Chir. **66**, 867 (1939)]: a) Stadium der akuten produktiven Entzündung bei normalem Heilungsverlauf. — b) Stadium der chronischen degenerativen Entzündung

---
[1] SUDECK: Hefte zur Unfallheilkunde, Heft 24.
[2] SUDECK: Arch. klin. Chir. **191**.
[3] SUDECK: Dtsch. Z. Chir. **234**.

bei gestörtem Heilungsverlauf. — c) Stadium der reinen Atrophie als Rückstand abgelaufener Entzündung.

4. SUDECK (Arch. klin. Chir. 191, H. 4, 750): a) Umbaustadien. — b) Atrophie (ausgebildete Überalterungsatrophie). — c) Übergangszustand.

5. SUDECK (Hefte Unfallheilk., Heft 24, S. 13): Klinische Erscheinungsformen: a) Die Entzündung der Heilperiode. — b) Die Überalterungsdystrophie. — c) Die eigentliche traumatische Dystrophie. — d) Die neuritische Dystrophie. — e) Die Anpassungs- und Inaktivitätsatrophie.

6. RIEDER (Dtsch. Z. Chir. 248, 320): a) Die akute traumatische periphere Gliedmaßendystrophie. — b) Die infektiös-entzündliche periphere Gliedmaßendystrophie. — c) Die neurotische Form der Atrophie. — d) Die thrombotische Form der Knochenatrophie. — e) Die Knochenatrophie durch Ausschaltung des funktionellen Bewegungsreizes.

Am besten bezeichnet man das *Krankheitsbild* als „*Dystrophie und Atrophie der Gliedmaßen.*"

Entsprechend den Forschungsergebnisse von SUDECK und RIEDER erscheint die Einteilung in verschiedene Zustandsbilder notwendig, und zwar lassen sich an den *Gliedmaßen* erkennen: 1. Der physiologische reaktive Umbau. — 2. Die Dystrophie. — 3. Die Atrophie.

Ätiologie.

In den verflossenen 40 Jahren hat die Anschauung über die Pathogenese der „akuten Knochenatrophie" grundlegende Wandlungen erfahren. BECK hat in seiner Monographie: „Über die pathologische Anatomie und spezielle Pathologie der Knochenatrophie" entsprechend der geschichtlichen Entwicklung die Theorien über die Ätiologie mit ihrem Für und Wider eingehend besprochen, so daß ich mir diese Darstellung ersparen darf und auf BECK[1] verweise. Nur die beiden wichtigsten Theorien — die reflektorische Theorie und die Inaktivitätstheorie — seien kurz erwähnt, wenngleich wir der Meinung sind, daß mit der Erkenntnis des physiologischen reaktiven Umbaues und seiner „Entgleisung" die Pathogenese als ein vorerst gelöstes Problem angesehen werden kann.

1. Die reflektorische Theorie.

Nachdem SUDECK seine anfänglich geäußerte Meinung, daß ein entzündlicher Reiz von der Umgebung aus in den Knochen sich verbreitete, bald fallen ließ und als Ursache für die „akute Knochenatrophie" *reflektorisch-trophische* Vorgänge verantwortlich machte, wurde diese Theorie bald Allgemeingut.

In Anlehnung an die Lehre CHARCOTs und VULPIANs von der reflektorischen Muskelatrophie in der Nähe länger dauernd erkrankter Gelenke und auf Grund der Versuchsergebnisse von RAYMOND-DEROCHE-HOFFA folgerte SUDECK:

> Es erscheint damit bewiesen zu sein, daß die akute Muskelatrophie auf reflektorischem Wege hervorgerufen wird, und es erscheint unzweifelhaft, daß das analoge Verhalten der Knochen auf eben dieselbe Weise erklärbar ist.

Die Theorie von PAGET, VULPIAN und CHARCOT (s. auch S. 496) wurde gestützt durch Experimente von RAYMOND und DEROCHE, die feststellten, daß eine künstlich erzeugte Gelenkentzündung (durch Einspritzung von Höllenstein und Terpentin in die Gelenke) nach Unterbrechung des Reflexbogens nur auf der intakten Seite zur Muskelatrophie führte, während diese auf der Seite der Resektion ausblieb. Ein gleiches Ergebnis erzielte HOFFA nach Unterbrechung des Reflexbogens mittels Durchschneidung der hinteren Wurzeln des 4., 5. Lenden- und 1. Kreuzbeinnerven.

---

[1] BECK: Erg. Chir. **18** (1925).

Schiff und Zak kamen bei Ausführung der gleichen Versuche zu dem Ergebnis, daß der Reiz im sensiblen Teil des Reflexbogens, der durch die Entzündung nach der Gelenkinjektion gesetzt wird, auf die trophischen Zentren des Rückenmarks *nicht* hemmend, sondern im Gegenteil erregend wirkt.

Schließlich unternahm Rieder noch eine experimentelle Nachprüfung dieser Ergebnisse und kam zu dem Schluß, daß die Vulpiansche Reflextheorie *nicht bestätigt werden kann*.

Sudeck hat die reflektorisch-trophoneurotische Theorie, die nicht haltbar ist, selbst längst aufgegeben.

2. Die Inaktivitätstheorie.

Einen Satz Sudecks stelle ich hier voran:

Die Vorstellung, daß die durch eine primäre Krankheit erzwungene Inaktivität die Ursache für die Ernährungsstörungen der Extremität ist, liegt offenbar sehr nahe; sie ist sehr bequem, stellt sich sofort ein und ist offenbar dem ärztlichen Bewußtsein in Fleisch und Blut übergegangen. Bei den meisten Ärzten, die diese Meinung äußern, geschieht dies allerdings nur aus Gewohnheit, aus der vis inertiae, nur selten aus wissenschaftlicher Überzeugung.

Als Hauptvertreter der Inaktivitätstheorie sind zu nennen: Hilgenreiner, Lenk, Brandt und Schiff, deren Anschauungen in der Monographie von Beck ausführlich dargestellt wurden.

Es wurde selbstverständlich von Sudeck und seiner Schule niemals bestritten, daß es nach Ruhigstellung einer Gliedmaße eine Inaktivitätsatrophie gibt, nur fehlen bei dieser Form die vasomotorischen und trophischen Störungen an Knochen und Weichteilen, die zum typischen Bild des reaktiven Umbaues und der Dystrophie gehören. Ferner findet man in den Fällen reiner Inaktivitätsatrophie im Röntgenbild nie den *fleckigen* Umbau oder den disharmonischen Gesamteindruck und die „bleistiftartige Umrandungszeichnung" der Dystrophie, sondern immer nur die gleichmäßige Abnahme des Kalkschattens. Es sei auch daran erinnert, daß sich reaktiver Umbau und Dystrophie sehr häufig bei nicht immobilisierten Gliedmaßen einstellen, ja sogar unter medikomechanischer „Behandlung", oft sichtlich zunehmen. Weiterhin müßte die Inaktivitätsatrophie unter denselben Bedingungen in jedem Fall von Ruhigstellung zustande kommen und als konstanter Faktor immer dieselben Folgeerscheinungen an Knochen und Muskeln hervorrufen, was aber durchaus nicht zutrifft.

Auch das muß auffallen, daß bei Frakturen die Atrophie manchmal am peripheren Stück der Extremität viel stärker ist als am zentralen, das doch auch inaktiviert ist, ferner, daß bei lang dauernder Ruhigstellung, z. B. nach Weichteilplastiken, die Atrophie bisweilen sehr gering ist (Grashey).

Köhler schreibt:

Wenn man als Röntgenologe immer wieder die Erfahrung macht, daß die Knochen eines Beines, an dessen Femuskondyl ein großes myelogenes Sarkom monatelang den Gebrauch des Beines versagt hat, außerhalb des Tumors so gut wie keinen oder nur minimalsten Kalkverlust erleiden, so ist es gar keine Frage, daß die akute Knochenatrophie in ihrem eigentlichen akuten Stadium nichts mit Inaktivität zu tun hat.

Es wäre zu wünschen, daß aus der Vorstellung der Ärzte und aus den Gutachten die immer wiederkehrende Redewendung der Inaktivitätsatrophie durch erzwungene Schonung verschwinden würde (Sudeck).

3. Der physiologische reaktive Umbau und seine pathologische Entgleisung (Dystrophie, Atrophie).

Sudeck und Rieder gebührt das Verdienst auf Grund ihrer klinischen, histologischen und experimentellen Beobachtung die lange gesuchte Aufklärung über das Wesen der Gliedmaßendystrophie gebracht zu haben. Ihre Untersuchungen haben gezeigt, daß es sich dabei um einen physiologischen und einen pathologischen Vorgang handelt.

1931 sprach SUDECK auf Grund klinischer Beobachtungen die Vermutung aus, daß die sog. akute Knochenatrophie während der Heilungsperiode zunächst ein Entzündungszustand sei und als solcher einer Heilbestrebung diene, während beim Scheitern dieser Heilbestrebung die Dystrophie entstehe.

1936 hat RIEDER durch histologische Untersuchungen und Experimente den Beweis gebracht, daß das röntgenologische Bild der „akut fleckigen Knochenatrophie" durch einen lebhaften „Umbau" des Knochens entsteht.

1938 nun zog SUDECK die Schlußfolgerungen aus seiner 1931 aufgestellten Hypothese und aus den Anregungen RIEDERs von 1936.

Erleidet eine Gliedmaße ein Trauma (Fraktur, Distorsion, Infektion, Verbrennung, Erfrierung usw.), so entstehen am Ort der Verletzung reaktive Veränderungen. Die Abbaustoffe der zerstörten Gewebe üben einen Reiz auf die sympathische Gefäßinnervation aus (RICKER). Hyperämie und Exsudation sind die Folgen. Daraus ergibt sich eine Veränderung der chemisch-physikalischen Beschaffenheit des Blutes und der Gewebssäfte und es erfolgt einerseits Resorption und andererseits Regeneration. Diese Gewebsneubildung ist so stark, daß sie zur Wiederherstellung des Ausgangszustandes (Heilung) führt.

SUDECK hat diese ganzen Vorgänge unter dem Begriff der „Entzündung" zusammengefaßt, wobei er den „Begriff der Entzündung dem der Reaktion auf einen pathischen Reiz gleichsetzt." Er spricht in einer Arbeit von den „kollateralen Entzündungszuständen." Da wir aber der Meinung sind, daß man zur Erklärung der an sich schon komplizierten Vorgänge den Entzündungsbegriff entbehren kann und da es sich dabei eigentlich nicht um die Entzündung im üblichen pathologisch-anatomischen Sinn handelt, so haben wir auf diese Bezeichnung bei Beschreibung der Vorgänge verzichtet.

Die Hyperämie nach Traumen wirkt *auf alle Gewebe* (Knochen und Weichteile) und befällt nicht nur den umschriebenen Ort der Verletzung, sondern *auch die Umgebung*, je nach Stärke des Reizes sogar eine Gliedmaße.

Am *Knochen* handelt es sich — wie man jetzt auf Grund der histologischen Untersuchungen von RIEDER weiß — um einen sehr lebhaften *Umbau*. Die Osteoclasten bewirken den *Abbau*, die Osteoblasten den *Anbau*, so bringen sie den Umbau und damit die Heilung zuwege. Die Abbauvorgänge ergeben röntgenologisch erkennbare Aufhellungen in den spongiösen Knochen und wurden daher als Defekte gedeutet und als „akute Knochen*atrophie*" bezeichnet. Da die gleichzeitig sich abspielenden noch osteoiden Aufbauvorgänge im Röntgenbild nicht in Erscheinung treten, so sind die Defekte nur röntgenographisch vorgetäuscht. In Wahrheit handelt es sich um keine Defekte und um *keine Atrophie*. „Die Atrophievorstellung ist eine Röntgenstrahlensuggestion."

Während bei der Atrophie die Lebenstätigkeit immer darniederliegt, ist sie beim Umbau gesteigert. Der Umbau bedeutet eine unerläßliche Bedingung der Heilung. Er ist keine pathologische Störung, sondern ein *physiologischer Vorgang*, als Reaktion auf ein Trauma mit dem Ziel der Wiederherstellung. Es erscheint uns daher gerechtfertigt, dieses Zustandsbild als *physiologischen reaktiven Umbau* zu bezeichnen, welche Benennung in der vorliegenden Arbeit beibehalten ist.

Die *Weichteile* der befallenen Gliedmaße (Haut, Muskulatur, Gelenke) weisen ebenfalls die Zeichen der Durchblutungsveränderungen auf. Sobald der Knochenumbau vollendet ist, bilden sich auch diese Weichteilveränderungen zurück.

Wird der normale und zweckmäßige Ablauf des physiologischen reaktiven Umbaues gestört, so kommt es zur Degeneration der soeben entstandenen Neubildungen, zur *Gliedmaßen-Dystrophie*. Auch dieses Zustandsbild kann — wenn allerdings oft erst nach langer Dauer — noch in Heilung übergehen. SUDECK spricht in dieser Phase von ,,Überalterung der Regeneration."

Geht aber die ,,Entgleisung" des physiologischen reaktiven Umbaues über die Dystrophie hinweg noch weiter, so ergibt sich der Zustand der reinen *Atrophie*.

Was man also früher als SUDECKsche Knochenatrophie bezeichnete, sind tatsächlich drei grundverschiedene Zustandsbilder, deren scharfe Trennung freilich nicht immer möglich ist, da sie ebenso fließend ineinander übergehen können, wie sie auch in jedem Zustand zur Heilung gelangen können. Zur Veranschaulichung diene folgende Darstellung:

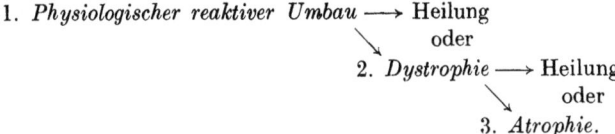

1. *Physiologischer reaktiver Umbau* ⟶ Heilung
                         ↘ oder
2. *Dystrophie* ⟶ Heilung
                ↘ oder
3. *Atrophie.*

Erklärung der Entstehungsweise des physiologischen reaktiven Umbaues, der Dystrophie und der Atrophie.

Um den allgemeinen Ablauf der Vorgänge zu verstehen nehmen RIEDER und SUDECK die Lehren der Kolloidchemie (SCHADE, HÄBLER) zu Hilfe.

Die ,,Eukolloidität" (SCHADE), d. h. die optimale Beschaffenheit der Zellkolloide, ist die Voraussetzung für normale Zellfunktion. Dazu notwendig ist das *konstante Gleichgewicht* der osmotischen Verhältnisse der aktuellen Reaktion des Blutes und der Gewebssäfte, der Verhältnisse der Na-, K- und Ca-Ionen, der Körpertemperatur und der Quellungsverhältnisse. Die Eukolloidität ist bei Verletzungen des Gewebes, bei der Wundheilung, bei der Frakturheilung, bei Entzündungen gestört.

Tabelle 1.

Bei Eukolloidität bestehen als Konstanten:	Bei Störung der Eukolloidität (Verletzungen, Entzündungen usw. erfolgt Änderung der Konstanten, und zwar:
Isotonie (H-Ionenkonzentration von Blut Gewebssaft)	⟶ osmotische *Hypertonie*
Isoionie (Verhältnis der Ionen von H und OH, von Na, K, Ca)	⟶ *H-Hyperionie* (Übermaß der CO_2-Spannung; besonders K-Vermehrung)
Isothermie (Körpertemperatur)	⟶ *Hyperthermie*
Isoonkie (Quellungsverhältnisse)	⟶ membranogene *Hypoonkie* des Capillarblutes (Ödembildung!)

Diese Änderungen der Konstanten dauert nur während der Zeit der Heilung an, mit deren Abschluß wieder Eukolloidität eintreten muß.

Erleidet eine Gliedmaße ein Trauma (Fraktur, Distorsion, Infektion usw.), so entstehen am Ort der Verletzung reaktive Vorgänge. Die Abbaustoffe erzeugen mit ihren gefäßerweiternden Hormonen (Gewebshormone) über den Weg der sympathischen Gefäßinnervation Hyperämie und Exsudation. Dadurch entsteht eine quantitative und qualitative Veränderung des Blutes und der Gewebssäfte mit örtlicher Azidose und der Reiz zur Resorption, aber auch zur Regeneration. Sobald die Zerfallstoffe völlig resorbiert sind, geht die örtliche Gewebssäuerung zurück und es tritt wieder das konstante Gleichgewicht der Eukolloidität (Heilung) ein.

Bleibt die örtliche Azidose aber aus irgendeinem Grunde (mangelhafter Abtransport von Abbaustoffen, Blutumlaufstörungen, Hämatome) bestehen, so verhindert sie die Verkalkung des osteoiden Gewebes. SHELLING, KRAMER und ORENT fanden, daß schon geringe Erhöhung der H-Ionenkonzentration die Kalkablagerung hemmt oder ganz aufheben kann. Auch die Beobachtung (EDEN u. a.), daß bei der Knochenbruchheilung etwa in der 4. Woche die Azidose abklingt und dann der Callus durch Kalkaufnahme erhärtet, spricht in diesem Sinn. Auf Grund seiner Versuche kommt EDEN zu dem Schluß, daß unvollständig abgebaute Eiweißzerfallstoffe (Aminosäuren), wie sie bei Knochenbrüchen beobachtet werden, die Kalkanlagerung verhindern, sogar rückgängig machen können.

Die Eukolloidität kann also beim Ausbleiben der Entsäuerung nicht wiederhergestellt werden, es kommt zur *Dyskolloidität*, d. h. der physiologische reaktive Umbau endet nicht in Heilung, sondern „entgleist" vor seiner Vollendung und führt zur *Dystrophie*.

Auch die Dystrophie bleibt aber nicht beliebig lange bestehen. Entweder kommt es doch noch zur Entsäuerung, zur Entschlackung, zur Verkalkung des osteoiden Gewebes und damit zur Wiederherstellung oder die Exsudate und degenerierten Gewebe gelangen zur Resorption, die Fähigkeit der Regeneration ist erloschen und es bleibt der Zustand reiner *Atrophie* zurück.

Die geschilderten Vorgänge beim physiologischen reaktiven Umbau in ein übersichtliches Schema zusammengefaßt:

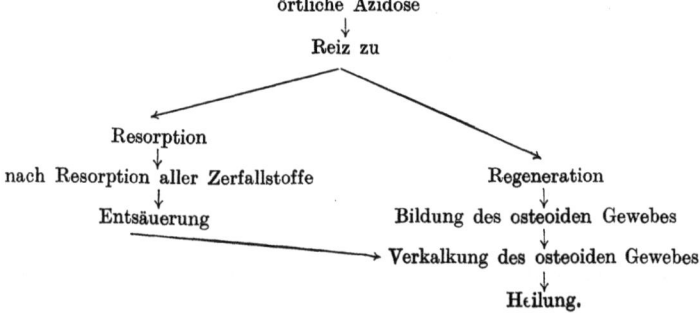

RIEDER unterscheidet entsprechend der Tatsache, daß reaktiver Umbau, Dystrophie und Atrophie nach Traumen (Verletzungen der Weichteile, Knochen und Gelenke) nach Infektionen, Nervenverletzungen und Stauungen (Thrombosen) eintreten:

a) Die akute traumatische Form. — b) Die infektiös-entzündliche Form. — c) Die neurotische Form. — d) Die thrombotische Form.

Es empfiehlt sich diese *ursächliche* Einteilung beizubehalten und nach dem Vorbild von RIEDER für die einzelnen Formen noch eine kurze Betrachtung der Entstehungsweise des physiologischen reaktiven Umbaues, insbesondere aber seiner Entgleisung (Dystrophie) anzuschließen.

1. Die akute traumatische Form.

Handelt es sich nur um den physiologischen reaktiven Umbau, d. h. kehren mit dem Einsetzen der Regeneration die Reaktionen zur Norm zurück (Entsäuerung) und tritt damit Heilung ein, so entsprechen die Vorgänge in ihrem Ablauf der oben gegebenen schematischen Darstellung.

Geht die örtliche Azidose aus einem der bereits erwähnten Gründe nicht zurück oder kommt es zu immer wieder neu auftretenden Erregungen des örtlichen (peripheren) Vasomotorensystems, so entsteht durch Vermehrung der knochenabbauenden Zellen (Osteoclasten), vielleicht auch außerdem durch Funktionsschädigung der Osteoblasten (Osteoidbildung ohne Kalkablagerung) das Zustandsbild der Dystrophie.

Die Reizung des örtlichen peripheren Vasomotorensystems — eine Folge des posttraumatischen, lokalen reflektorischen Gefäßshocks — führt nach RICKER zu einer Veränderung in der „terminalen Strombahn" (= Arteriolen, Capillaren und kleine Venen). Die vorgeschalteten Arteriolen werden eng, die Capillaren und kleinen Venen aber erweitert, so daß die Strömung in den Capillaren also verlangsamt ist.

Das Verhalten der terminalen Strombahn ist maßgebend für die lokalen Stoffwechselstörungen, gleichgültig, ob es durch eine primäre Strombahnnervenreizung oder durch die bestehende lokale Azidose beeinflußt wird.

Bleibt nach Beseitigung des eigentlichen Krankheitsherdes oder nach Schwinden des unter Umständen geringen traumatischen Reizes der dystrophische Symptomenkomplex bestehen, so sitzt der eigentliche Reizzustand im peripheren Vasomotorensystem (RIEDER).

2. Die infektiös-entzündliche Form.

Nach den Untersuchungen unserer Kolloidchemiker (SCHADE, HÄBLER) besteht bei Entzündungen immer eine örtliche Azidose, hervorgerufen durch vermehrtes Auftreten saurer Stoffwechselprodukte. Zahlreiche Schädigungsarten summieren sich bei der Entzündung, so wirken chemische, physikalische (mechanische Behinderung des Blutumlaufes), fermentativ-chemische, osmotische, dysionische, spezifisch kolloidchemische Einflüsse zusammen (SCHADE). „Das Maß der Azidose steigt mit der Intensität der Entzündung bei gesteigertem Gewebsdruck und erhöhter osmotischer Hypertonie."

Der weitere Ablauf der Vorgänge im Schema:

Örtliche Azidose (am Entzündungsherd und in seiner Umgebung)
↓
Erweiterung der Blutgefäße, also entzündliche Hyperämie, damit erhöhter Flüssigkeitsaustritt ins Gewebe, Strömungsverlangsamung (Stase)
↓
Gleichgewichtsstörung im Knochen-An- und Abbau
↓
Vermehrter Abbau durch lacunäre und vasculäre Resorption

Auf Grund seiner Versuche kommt RIEDER zu dem Schluß, daß neben dem zellulären Umbau auch noch eine Auflösung und vermehrte Ausschwemmung der Kalksalze im Knochen infolge lokaler Azidose stattfände. Dafür spricht die von ihm experimentell festgestellte vermehrte Kalkausschwemmung bei venöser Durchblutung des isolierten Knochens. Weiterhin sprechen dafür seine Kalkbestimmungen am atrophischen Knochen und die von BLOCK analytisch nachgewiesene Kalkverminderung des Knochens im entzündeten Gebiet. Für die Auflösung des Knochenkalkes im entzündeten Gebiet spricht schließlich noch die von HÄBLER festgestellte Erhöhung des Calciumgehaltes des osteomyelitischen Eiters.

3. Die neurotische Form.

Auch bei dieser Form handelt es sich um örtliche durch direkten Nerveneinfluß hervorgerufene Zirkulations- und Stoffwechselstörungen, die wiederum in bereits bekannter Weise zur Vermehrung der Osteoclasten führen. Die Blutumlaufstörungen kommen nicht durch Gefäßlähmungen, sondern durch Reizzustände der vegetativen Gefäßinnervation (Knochengefäße und Markcapillaren) zustande.

Offenbar entsteht die Knochenatrophie vorwiegend nach Schädigung solcher Nerven, die reichlich sympathische Elemente enthalten und auch an der Knocheninnervation beteiligt sind. Für diese Auffassung könnten die oft hochgradigen Knochenatrophien an der Hand nach Medianusverletzungen sprechen (RIEDER).

Daß es sich bei der neurotischen Form nur selten um den physiologischen reaktiven Umbau, sondern meist um die Dystrophie und Atrophie handeln wird ist klar, da die Reizzustände der vegetativen Gefäßinnervation über längere Zeiträume anhalten.

4. Die thrombotische Form.

Der Venenverschluß bewirkt Rückstauung des venösen Blutes bis in die Markcapillaren und es entsteht wiederum eine erhebliche Azidose, gefolgt von vermehrtem Knochenabbau und wohl auch vermehrter Kalkausschwemmung.

Klinisches Bild und Röntgenbild.

Eine Beschreibung der klinischen Erscheinungen und des Röntgenbildes der sog. „akuten Knochenatrophie" zu geben ist unmöglich, denn es handelt sich ja nicht um ein geschlossenes Krankheitsbild, sondern um *verschiedene Zustände*, die fließend ineinander übergehen. Eine Schilderung der Symptome kann also nur getrennt für die einzelnen Zustandsbilder — physiologischer reaktiver Umbau, Dystrophie, Atrophie — erfolgen, so schwierig es auch da und dort ist zwischen den Stadien Grenzen zu ziehen. Man muß Gelegenheit haben eine sehr große Reihe von Fällen über lange Zeit klinisch und röntgenologisch beobachten zu können um das einzelne Zustandsbild richtig einzuschätzen. Es ist im Einzelfall oft sehr schwer die Entscheidung zu treffen, ob noch physiologischer reaktiver Umbau vorliegt oder ob es sich bereits um die Entgleisung in einen pathologischen Zustand handelt, und doch ist es so wichtig sich darüber Klarheit zu verschaffen für Behandlung, Vorhersage und Begutachtung.

1. Erscheinungen beim physiologischen reaktiven Umbau.

Die Erscheinungen dieses Zustandsbildes treten am Knochen und an den Weichteilen in der ersten Zeit nach dem Trauma (mechanische, bakterielle, thermische Schädigung) auf und kommen im allgemeinen in 2—3 Monaten zum Ablauf.

Die Veränderungen am *Knochen*, über die uns die Röntgenstrahlen unterrichten, nehmen in diesem Stadium recht verschiedene Formen an.

Bei der laufenden Beobachtung und bei der systematischen Durchsicht der Röntgenbilder von 3040 Frakturen konnte das Stadium des physiologischen reaktiven Umbaues *röntgenologisch* nur bei 203 Fällen deutlich festgestellt werden, bei den Röntgenbildern der übrigen 2837 Knochenbrüchen waren in den zu verschiedenen Zeiten nach dem Unfall hergestellten Röntgenaufnahmen keine oder nur sehr geringgradige Zeichen des Umbaues wahrzunehmen.

SUDECK scheint ebenfalls solche Beobachtungen gemacht zu haben, denn er schreibt:

Bei sehr geringfügigen Veränderungen vermag das Röntgenbild keine Unterschiede gegen die Norm aufzuweisen. Bei verhältnismäßig langsamen und wenig intensivem Umbau erscheint die Spongiosa diffus aufgehellt, ohne Störung der Struktur und die Veränderung kann oft, besonders bei weniger günstigen Objekten (z. B. Humeruskopf) nur durch Vergleichsaufnahmen festgestellt werden.

Trotzdem zweifle ich nicht daran, daß auch bei diesen 2837 Fällen ein physiologischer reaktiver Umbau stattfand, wenn ihn auch das Röntgenauge nicht wahrgenommen hat. Wahrscheinlich hätten histologische Schnitte die Veränderungen der Umbauperiode gezeigt. RIEDER beobachtete 2 Fälle, bei denen histologisch die Zeichen des Umbaues erkennbar waren, röntgenologisch jedoch keine Veränderungen bestanden. REMÉ schreibt hierzu auch:

Die röntgenologische Nachweisbarkeit entscheidet nicht über das biologische Geschehen; im Experiment sahen wir histologisch bei jeder Fraktur und jeder Nervenverletzung Umbauvorgänge.

Vor allem die klinischen Erscheinungen — die später ausführlich erörtert werden — sprechen dafür, daß der Umbau sich auch dann vollzieht, wenn ihn das Radiogramm nicht erkennen läßt. Man bedenke, daß die fleckige Entkalkung im Röntgenbild erst zum Ausdruck kommt, wenn der Knochen 15% seiner Kalksalze (nach GRASHEY) verloren hat.

Wie verhält es sich mit den 203 Fällen, bei denen der reaktive Umbau so intensiv verlief, daß er im Röntgenbild *deutlich* in Erscheinung trat? Bei diesen Fällen war die örtliche Azidose des Gewebes mit ihrem Reiz zu Resorption und Regeneration (s. Schema S. 486) besonders stark und es ist klar, daß bei ihnen auch die zur Heilung notwendige Entsäuerung häufiger ausbleibt. Wenn SUDECK diese röntgenologisch nachweisbaren, außergewöhnlich intensiven Umbauvorgänge als ,,Beweis einer gesunden und kräftigen Reaktion ansieht, die pathologische Reaktionen ausschließt" so möchten wir dem doch entgegenhalten, daß es nach unserer Beobachtung gerade diese Fälle sind, die so häufig in das Stadium der Dystrophie entgleisen. Zwar sehen wir den erheblichen reaktiven Umbau noch als physiologisch an, doch ist er uns wegen der großen Gefahr der Entgleisung in die Dystrophie und Atrophie durchaus nicht so sehr erwünscht.

Läßt nun das Röntgenbild den überstürzten physiologischen reaktiven Umbau erkennen, so trifft man auch hier wieder verschiedene Formen an. Es ist dabei zu bedenken, daß das Röntgenauge nur die *Abbau*vorgänge sieht, dagegen die *Anbau*gebilde, solange sie noch aus ostoidem Gewebe bestehen, nicht zu erkennen vermag.

Es gibt Fälle, bei denen das Röntgenbild des Knochens statt der gewohnten Harmonie eine gewisse Unruhe und bei sehr genauer Betrachtung (Lupe!) auch die einzelnen Flecken zeigt.

In anderen Fällen sind die Flecken größer, die Knochenzeichnung ist scheckig, verschwommen, die Strukturen sind unscharf und verwaschen. Der fleckige Umbau beginnt in der Spongiosa, in der man kleine, dicht nebeneinanderliegende Lücken erkennen kann. Die Spongiosa erscheint weitmaschig, mit großen

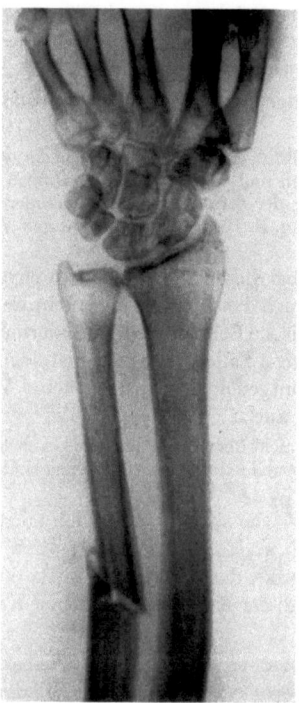

Abb. 1. Starker reaktiver Umbau, 2 Monate nach Ellenbruch (Grundumsatz: + 13,9%).

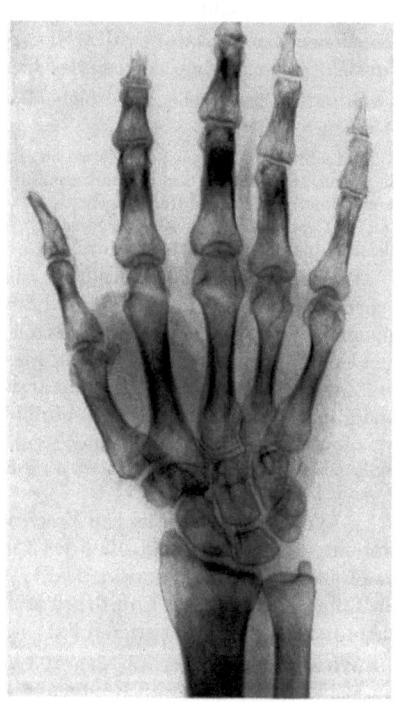

Abb. 2. 3 Monate später.

Zwischenräumen zwischen den verdünnten Knochenbälkchen. Bei Kindern und jungen Menschen beteiligen sich am Umbau auch die Wachstumszonen (Epiphysenlinien und subchondralen Anteile) bevorzugt. Die Corticalis, die sich zunächst noch klar abgrenzen läßt, wird im weiteren Verlauf ebenfalls ergriffen. Sie erscheint verdünnt, in Längsfasern aufgelöst und weist Aufhellungen verschiedener Größe auf.

Bei fortschreitendem Umbau dehnen sich die Flecken aus und konfluieren, manchmal können geradezu Cysten entstehen. Durch weitgehenden Kalkschwund entsteht ein sehr unruhiges Bild.

Vier Jahrzehnte lang hat man diese Erscheinungen des Umbaues im Röntgenbild als Atrophie („akute fleckige Knochenatrophie") angesehen, weil man nicht wußte — was RIEDER erst durch seine histologischen Untersuchungen zeigte —, daß gleichzeitig mit dem Abbau sich auch ein Anbau vollzieht, dessen Gebilde

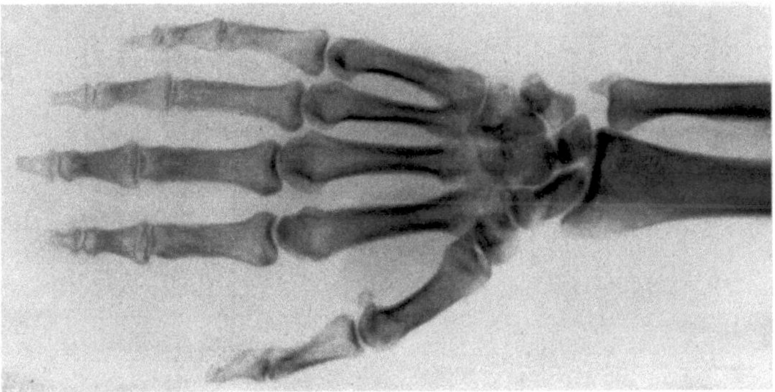

Umbau, Dystrophie und Atrophie an den Gliedmaßen. 491

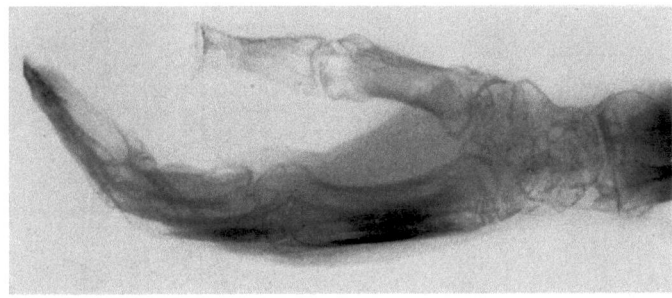

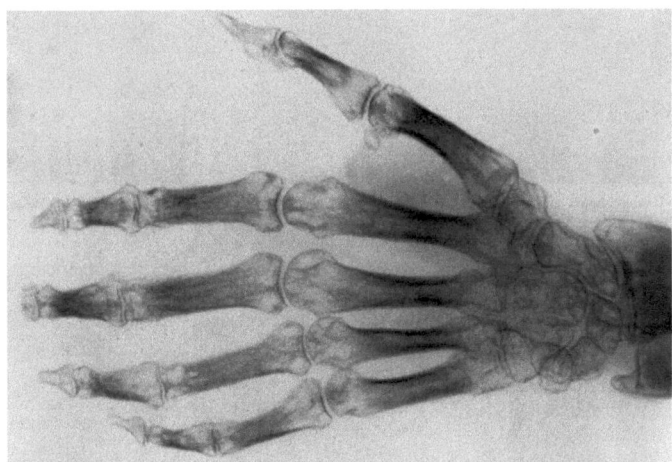

Abb. 4.

Abb. 5.

Abb. 3. Umbaustadium, 1 Monat nach Ulnarisdurchtrennung.

Abb. 4 und 5. 4 Monate später, Entgleisung in die Dystrophie.

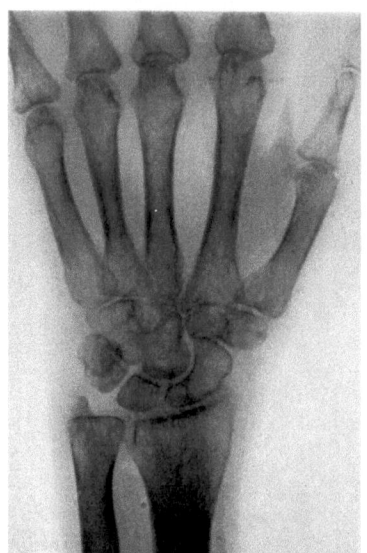
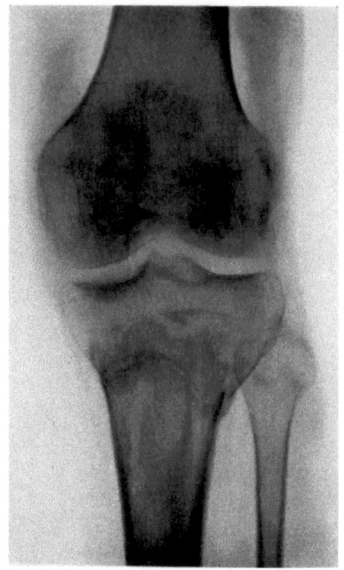

Abb. 6. Umbau nach abgelaufener Daumenballenphlegmone. 3 Monate nach Verletzung.

Abb. 7. Umbauerscheinungen, 10 Wochen nach Schienbeinbruch.

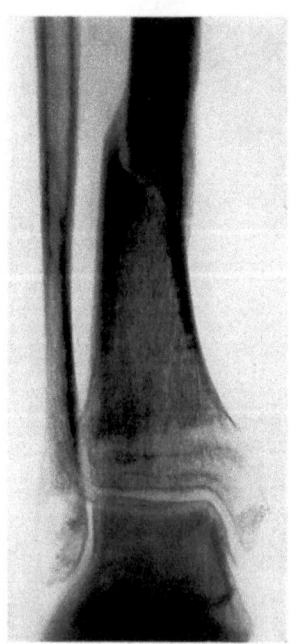
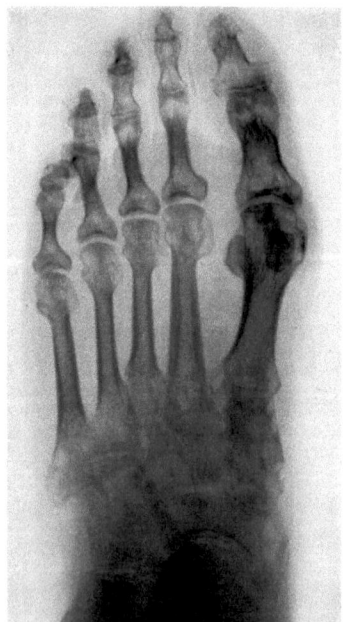

Abb. 8.   Abb. 9.
Abb. 8 und 9. Reaktiver Umbau, 3 Monate nach Unterschenkelbruch (**Grundumsatz:** +19,1%).

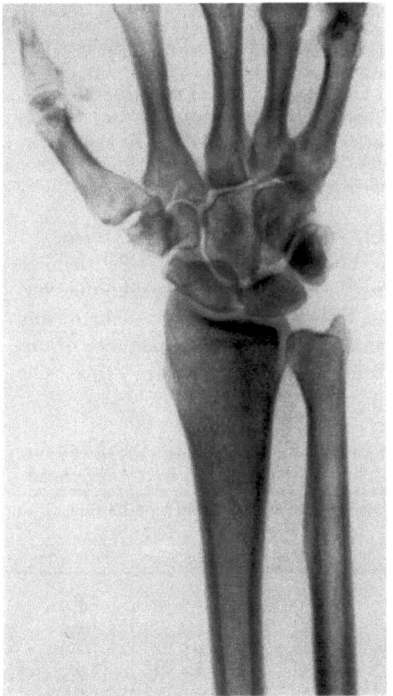

Abb. 10. Umbauerscheinungen an den Knochen der Hand bei Hohlhandphlegmone.

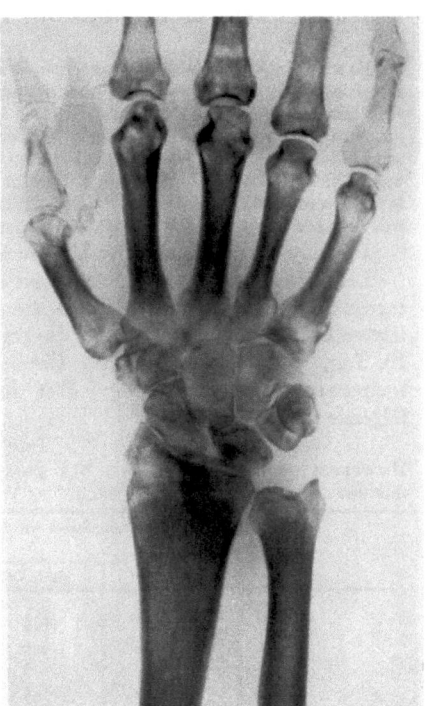

Abb. 11. 6 Wochen später.

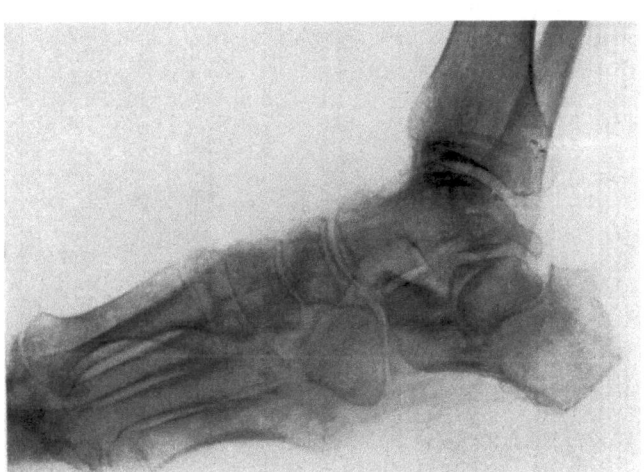

Abb. 12. Hochgradiger Umbau, 10 Wochen nach Fersenbeinbruch (Grundumsatz: + 13%).

(osteoides Gewebe) aber zunächst der Darstellung durch Röntgenstrahlen entgehen.

Es wird einige Schwierigkeiten machen, den eingefahrenen Begriff der fleckigen Knochenatrophie aus unserer Vorstellung und Nomenklatur verschwinden zu lassen". Die akute Knochenatrophie „ist ein röntgenologischer, kein klinischer Begriff. Aber auch der Röntgenologe wird von dieser Bezeichnung und von dieser Vorstellung lassen müssen, wenn er seine Bilder beschreibt. Wie aber soll er die Umbauaufhellung bezeichnen ? Er kann sagen, was er sieht: Fleckige Entschattung, fleckige Entkalkung, fleckiger Abbau oder — schon mehr klinisch gedacht — fleckiger Umbau oder welchen besseren Ausdruck er sonst erfinden will — aber nicht fleckige Atrophie" (SUDECK).

Der physiologische reaktive Umbau äußert sich auch an den *Weichteilen*.

Die *Haut* weist nicht immer deutliche Veränderungen auf. Als ziemlich regelmäßige Zeichen jedoch findet man die *Temperaturerhöhung* auf der verletzten Seite, und zwar erreicht diese ihren Höhepunkt zwischen dem 8. und 10. Tag. Bei 32 geschlossenen Unterschenkelfrakturen habe ich die Hauttemperatur jeweils zu gleicher Zeit auf beiden Seiten gemessen, wobei sich folgende Werte ergaben:

Tabelle 2.
Hauttemperaturmessungen bei geschlossenen Unterschenkelfrakturen.
(Männer zwischen 20. und 40. Lebensjahr. — Verletzter Unterschenkel im Drahtzugverband.)

		Die Hauttemperatur war nach der Fraktur auf der verletzten Seite erhöht (in Grad):				
		am 2. Tag	am 5. Tag	am 8. Tag	am 10. Tag	am 15. Tag
Gruppe A	1	0,5	0,8	1,2	1,2	1,0
	2	1,2	1,6	1,5	2,4	2,6
	3	1,2	1,0	1,4	1,8	1,3
	4	1,8	2,5	2,8	3,2	2,7
	5	0,8	1,2	2,0	—	2,0
	6	1,0	1,0	0,8	0,4	0,7
	7	0,5	1,5	1,3	2,1	2,2
	8	0	0,8	0,5	0,7	0
	9	2,6	—	1,7	2,0	1,8
	10	1,5	3,2	2,9	3,4	3,2
	11	2,0	2,0	3,3	3,2	2,9
	12	2,0	1,4	—	2,2	2,0
	13	2,4	2,0	1,7	1,3	0,4
	14	0,8	1,7	2,4	—	—
	15	3,2	3,9	4,2	3,6	2,7
	16	1,6	1,8	1,8	1,4	2,2
	17	0	2,0	2,1	—	1,8
	18	0,4	1,1	0	0,4	0
	19	2,5	1,7	1,8	0,9	2,7
	20	0,5	0,8	0,8	1,2	1,3
Gruppe B	21	2,5	4,3	4,5	3,8	4,4
	22	1,3	1,6	2,6	2,4	2,8
	23	4,8	5,2	4,4	4,9	4,7
	24	3,2	2,6	2,7	3,0	2,4
	25	1,8	2,4	1,4	1,6	3,6
	26	2,7	3,8	3,0	2,8	3,4
	27	3,0	3,0	2,8	3,4	2,9
	28	1,9	0,7	—	—	—
	29	0,8	2,1	3,3	3,0	4,1
	30	3,4	3,6	4,2	3,6	3,6
	31	2,4	4,4	3,8	5,0	4,4
	32	1,6	0,4	2,1	2,5	2,7

Bei den Fällen der Gruppe A (1—20) konnte im weiteren Verlauf der physiologische reaktive Umbau *röntgenologisch* nicht bzw. nur in sehr geringem Grade (diffuse Spongiosaaufhellung) nachgewiesen werden, während ihn die Gruppe B (21—32) in starkem Maße zeigte. Die Temperaturunterschiede sind nun tatsächlich bei Gruppe B größer als bei Gruppe A und man möchte fast annehmen, daß diese vergleichende Temperaturmessung in den ersten 2 Wochen nach dem Trauma einen Fingerzeig gibt für die Stärke der zu erwartenden Umbaureaktion. Allerdings konnten wir diese Bestimmungen nur für Frakturen durchführen, interessant wären sie beispielsweise auch für Distorsionen, bei denen aber entweder der Gipsverband oder die ambulante Behandlung exakte Messungen verhindern.

Bei den obigen 32 Fällen wurde am 15. Tag nach der Fraktur die *Hautreaktion* durch Auflegen von Eisstückchen vergleichend auf beiden Seiten geprüft. 21mal trat die reaktive Hyperämie gegenüber der gesunden Seite verzögert ein (10mal bei Gruppe B, 11mal bei Gruppe A). Die Beobachtung RIEDERs, daß das Rot der Reaktion auf der kranken Seite einen mehr bläulichen Farbton hat, der länger bestehen bleibt als die Eisreaktion auf der gesunden Seite, konnte ich eindeutig nur bei 5 Fällen der Gruppe B machen.

Das *Ödem* der Haut nimmt recht verschiedene Grade an, es ist andeutungsweise immer vorhanden, manchmal aber findet sich eine sehr erhebliche ödematöse Schwellung. Starke Ödembildung und röntgenologisch intensiv nachweisbarer Umbau müssen nicht immer vergesellschaftet sein, ich sah häufig ein erhebliches Ödem ohne heftigen Umbau und umgekehrt.

Interessant waren die *capillarmikroskopischen* Bilder bei 14 Patienten mit Frakturen im Bereich des Unterarmes, bei denen jedoch nur in 8 Fällen ein heftiger physiologischer reaktiver Umbau *röntgenologisch* nachzuweisen war. Trotzdem zeigte sich in *allen* Fällen bei der Untersuchung zwischen dem 15. und 18. Tag eine deutliche Erweiterung der Haargefäße gegenüber der gesunden Seite und häufig eine Vermehrung der Zahl der Schlingen im Gesichtsfeld.

Auf die von SUDECK beschriebene *Hyperhidrosis* habe ich immer geachtet und bei 80 Fällen (meist Frakturen) während der Umbauperiode — die 23mal *röntgenologisch* stark in Erscheinung trat — registriert. In der ersten Woche nach dem Trauma ist die Hyperhidrosis meist nicht oder nur schwach ausgeprägt, stärker schon in der 2. Woche und fast regelmäßig fand sie sich ab der 3. Woche, und zwar sowohl in den Fällen mit nicht oder nur schwach *röntgenologisch* nachweisbarem Umbau als auch in den 23 Fällen mit starken Umbauerscheinungen im Radiogramm.

Nicht mit so großer Regelmäßigkeit stellte sich die *Hypertrichosis* ein, auch nicht bei den Formen mit starker Reaktion, währenddem ein rascheres *Wachstum der Nägel* auf der verletzten Seite bei allen Fällen im Stadium des physiologischen reaktiven Umbaues beobachtet werden konnte.

Sensibilitätsstörungen der Haut beobachtete ich in dem Umbaustadium niemals.

Die *Muskulatur* ist im Stadium des physiologischen reaktiven Umbaues stets mitbeteiligt. Meist entsteht rasch ein akuter Muskelschwund, der die Streckmuskulatur (Quadriceps, Deltoideus) bevorzugt. Auch bei den Fällen, die im weiteren Verlauf keinen starken Umbau im Röntgenbild zeigten, stellte sich die akute Umfangsverminderung der Muskulatur (Muskelatrophie) regelmäßig ein.

Die grobe Kraft ist erheblich vermindert infolge der Tonusherabsetzung (*atonischer* Muskelschwund), mehr als es dem nachweisbaren Schwund der Muskelmasse entspricht.

Die elektrische Prüfung bei 50 Fällen (mit und *ohne* röntgenologischen Veränderungen) ergab 48mal eine quantitative Herabsetzung der direkten und indirekten Erregbarkeit. Es zeigte sich aber nie eine Entartungsreaktion.

Dieser akute Muskelschwund hat als eine regelmäßige Begleiterscheinung jeder stärkeren Entzündung, ganz besonders der Gelenke, lange bevor der akute Knochenumbau entdeckt wurde, die Aufmerksamkeit auf sich gezogen. Er wurde zunächst für eine Inaktivitätsatrophie gehalten, aber schon seit langer Zeit (PAGET, VULPIAN, CHARCOT, HOFFA, 1892) als reflektorische Atrophie angesehen oder auch, angesichts des regelmäßigen Auftretens bei Gelenkentzündungen, als arthritische oder, wegen des Tonusverlustes, als atrophische Muskelatrophie benannt. — Die Theorie von PAGET und VULPIAN nimmt an, daß ein starker sensibler Reiz von der Verletzungsstelle (gewöhnlich ein großes Gelenk) über die motorischen Ganglien des Rückenmarks die trophische Störung erzeuge. Diese Theorie, die ohnehin nur unklare Vorstellungen vermittelt, läßt sich nicht mehr halten und ist durch neuere Experimente (RIEDER) widerlegt. — Der akute Muskelschwund ist zweifellos eineParallelerscheinung zu dem akuten kollateralen Knochenumbau (SUDECK). (Siehe auch S. 482.)

Die in dem Schema (S. 486) dargestellten Vorgänge beim physiologischen reaktiven Umbau (Veränderung der Zusammensetzung von Blut und Gewebssaft, örtliche Azidose) wirken sich selbstverständlich auf das Muskelgewebe in gleicher Weise wie auf den Knochen aus.

Schließlich werden auch die *Gelenke* von diesen Vorgängen betroffen. SCHADE weist darauf hin, daß durch Veränderungen der „Eukolloidität", besonders durch die Gewebsazidose, der Knorpel in seinem Quellungszustand erheblich beeinträchtigt wird. Diese Änderungen sind aber ebenso wie das Ödem der Gelenkkapsel reversibel, so daß die in der Umbauperiode vorübergehend auftretenden Bewegungsbehinderungen der Gelenke (besonders Fingergelenke!) bei normalem Ablauf der reaktiven Vorgänge vollständig zurückgehen. Auch diese zeitweise Gelenkversteifung habe ich sehr oft nach Traumen beobachtet, ohne im weiteren Heilverlauf im Röntgenbild die Zeichen starken physiologischen reaktiven Umbaues zu finden.

Ein subjektives Zeichen ist endlich noch zu erwähnen, der *Belastungsschmerz*. Diese Beschwerden finden sich nach unserer Beobachtung allerdings in der Umbauperiode nicht so sehr regelmäßig als im Stadium der Entgleisung. Ich habe Fälle gesehen mit röntgenologisch nachweisbarem starkem Umbau ohne Belastungsschmerz und umgekehrt Fälle mit röntgenologisch nur schwach nachweisbarem Umbau, bei denen erhebliche Belastungsschmerzen bestanden.

Die eingehende Betrachtung der Symptome im Stadium des physiologischen reaktiven Umbaues zeigt also, daß zur Feststellung, ob es sich um die Umbauperiode handelt, nicht allein das Röntgenbild ausschlaggebend ist. Auch SUDECK schreibt:

Wenn in der Heilungsperiode keine Knochenaufhellung nachzuweisen ist, so beweist das noch nicht, daß kein Umbau vorhanden ist, sondern nur, daß dieser jedenfalls nicht hochgradig ist.

Sicher laufen nach *jedem Trauma* diese physiologischen reaktiven *Umbauvorgänge* ab, selbst wenn sie im Röntgenbild nicht oder nur schwach erkennbar sind, denn auch in diesen Fällen finden wir an der *Haut* die Temperaturerhöhung, die verzögerte Reaktion auf Eis, die Ödembildung, die Veränderung des Capillarbildes, die Hyperhidrosis, an der *Muskulatur* den Muskelschwund, die quantitative Herabsetzung der direkten und indirekten Erregbarkeit, an den *Gelenken* die vorübergehende Bewegungsbehinderung und schließlich als *subjektive Klage* den Belastungsschmerz.

2. Erscheinungen der Dystrophie.

Der als Dystrophie bezeichnete Zustand hat das Stadium des physiologischen reaktiven Umbaues durchlaufen und tritt kaum eher als *3* Monate nach dem Trauma in Erscheinung.

Die Kenntnis der pathologischen Vorgänge am *Knochen* vermittelt uns die Röntgenaufnahme.

Auffallend ist der Gesamteindruck einer Disharmonie des Röntgenbildes. Man findet eine allgemeine Entschattung, die gleichmäßig sein kann oder manchmal Flecken aufweist. Die Knochenbälkchen erscheinen verschmälert, wobei die Strukturzeichnung zart ist oder überhaupt fehlt, so daß die Umrisse gleichsam in einem Nebel verschwinden. Die Corticalis zeigt streifige Aufhellung. An den kurzen Knochen fällt die feine, scharfe Umrandungszeichnung auf, die SUDECK „bleistiftartig" nennt.

Die *Haut* steht unter dem Zeichen der geminderten Durchblutung und der trophischen Störungen. Es besteht *graue Cyanose*. Das Corium ist nur dünn, man spricht von *Glanzhaut*. Das Ödem ist immer vorhanden, oft fühlt sich der erkrankte Gliedabschnitt eigentümlich schwammig an. Die *Temperatursenkung* auf der befallenen Seite findet man im Stadium der ausgebildeten Dystrophie (von Übergangsfällen abgesehen) regelmäßig.

Die Prüfung der *Hautreaktion* durch Auflegen von Eisstückchen, vergleichend auf beiden Seiten, ergab in 10 Fällen eine fast völlige Aufhebung der Reaktion auf der erkrankten Seite. Nur träge stellte sich eine geringe blaurote Verfärbung ein, im Gegensatz zum intensiven Rot an der gesunden Gliedmaße.

Capillarmikroskopisch konnten wir bei 7 Fällen keine Abweichung hinsichtlich Weite der Haargefäße und Zahl der Schlingen gegenüber der gesunden Seite finden.

Im ausgeprägten Stadium der Dystrophie habe ich fast immer beobachtet, daß die Haut auffallend trocken wird und es dürfen *Hypohidrosis* und *Anhidrosis* als regelmäßige Symptome genannt werden. Der *Haar*wuchs dagegen zeigt kein typisches Verhalten auf der erkrankten Seite. Ich habe Hypertrichosis, normalen Haarwuchs und Haarausfall gesehen, dabei aber keinerlei Gesetzmäßigkeit herausfinden können.

Die *Nägel* sind stets bei der Dystrophie mitbeteiligt, sie zeigen verzögertes Wachstum und sind glanzlos, rissig und quer gerieft.

Sensibilitätsstörungen der Haut stellte ich niemals fest, jedoch fiel auch mir die wiederholte Angabe von umschriebenen, einzelnen Dermatomen entsprechenden, Hautpartien mit ausgesprochenem *Kältegefühl* auf, worauf DUBOIS schon früher hinwies.

An der *Muskulatur* zeigt sich ein Dauermuskelschwund, jedoch geht die Atonie zurück, die im Stadium des physiologischen reaktiven Umbaues so auffallend ist. Unsere Beobachtungen bestätigen völlig die Ansicht von SUDECK:

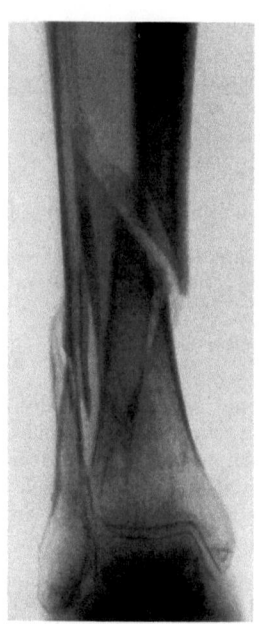

Abb. 13. Hochgradiger Umbau, 3 Monate nach Unterschenkelbruch (Grundumsatz: + 30%).

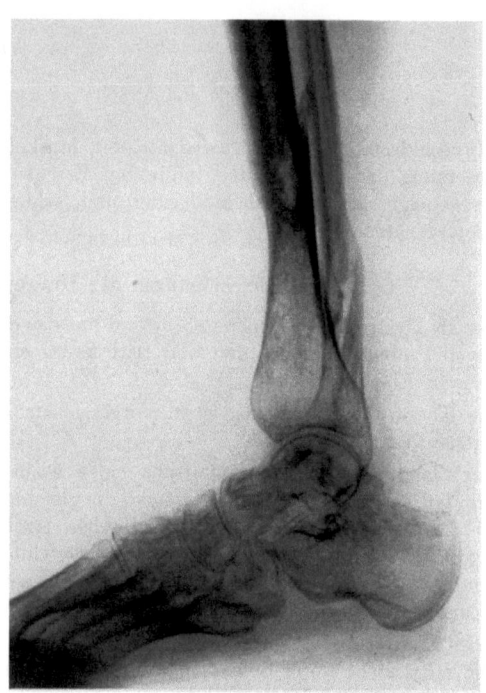

Abb. 14. Derselbe Fall. Entgleisung in das Stadium der Dystrophie, 2 Monate später.

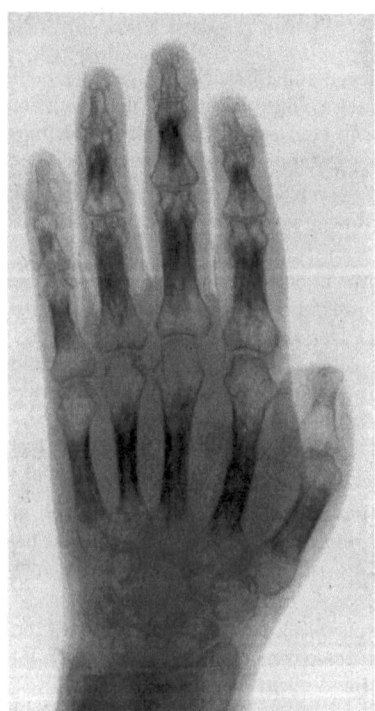

Abb. 15. Dystrophie, 6 Monate nach Beginn eines Panaritium ossale am Daumen.

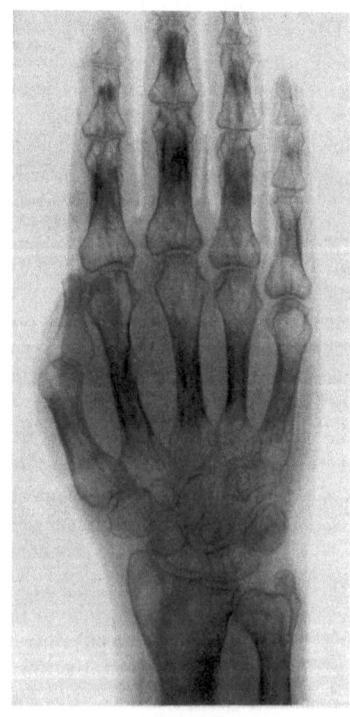

Abb. 16. 8 Monate später. (Seiten verkehrt.)

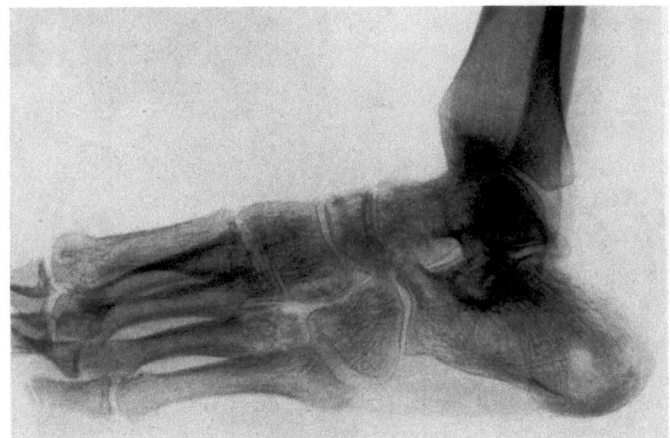

Abb. 17.

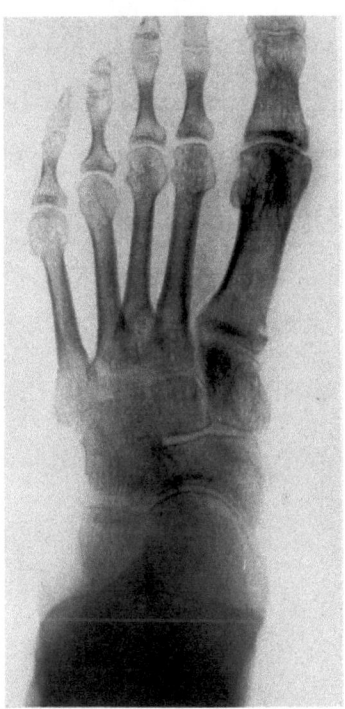

Abb. 18.

Abb. 17 und 18. Dystrophie, 6 Monate nach offenem Unterschenkelbruch (Grundumsatzerhöhung: 18,4%).

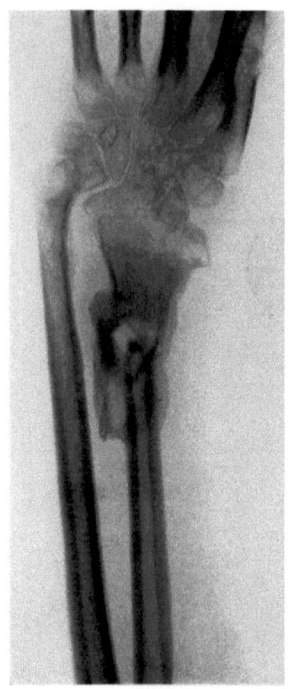 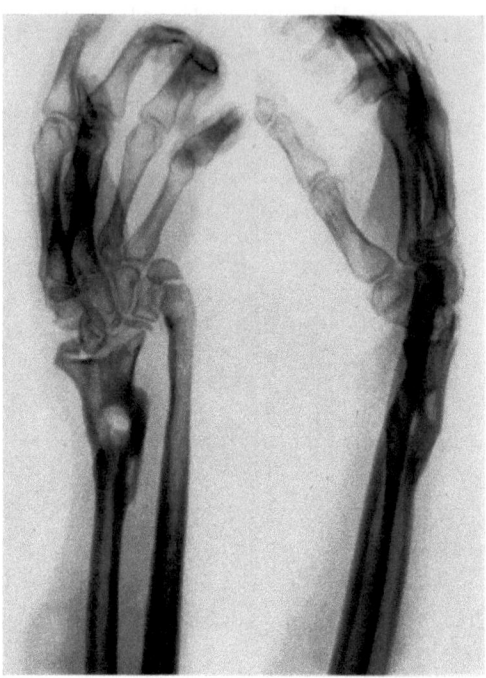

Abb. 19. Abb. 20.
Abb. 19. Dystrophie nach offener Luxationsfraktur im Bereich des Handgelenkes mit Osteomyelitis.
Abb. 20. 10 Monate später.

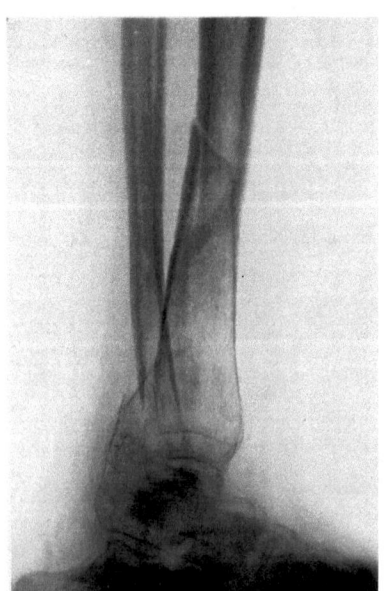 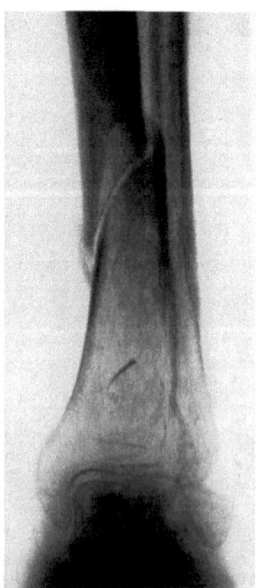

Abb. 21. Abb. 22.
Abb. 21 und 22. Dystrophie, 5 Monate nach Unterschenkelfraktur. (Grundumsatz: + 20%).

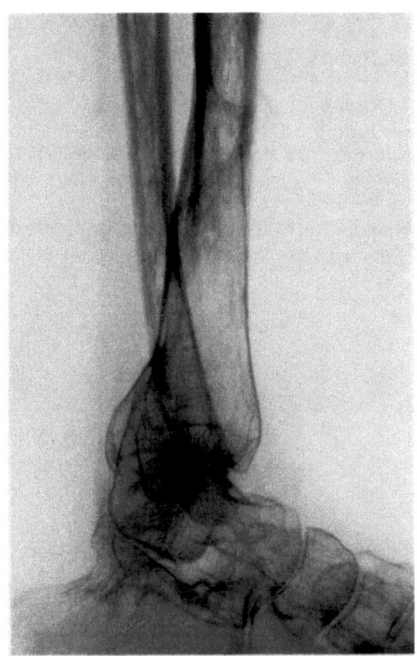
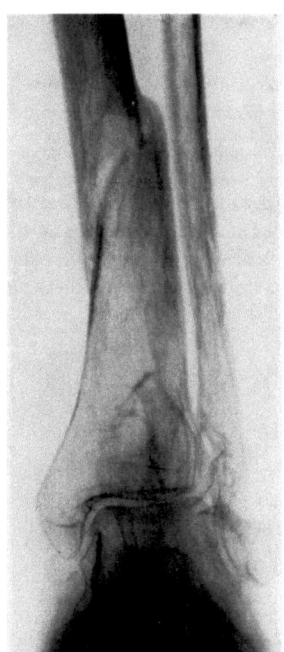

Abb. 23.   Abb. 24.
Abb. 23 und 24. Derselbe Fall wie Abb. 21 und 22, jedoch 1 Jahr später.

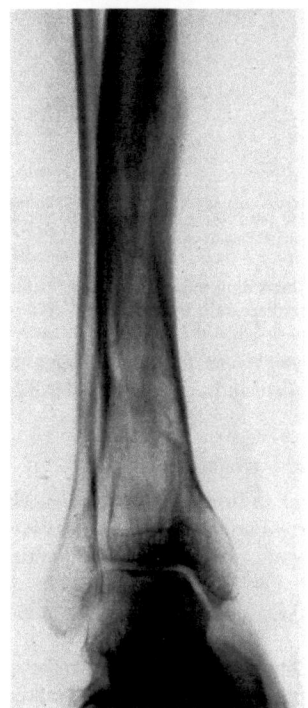
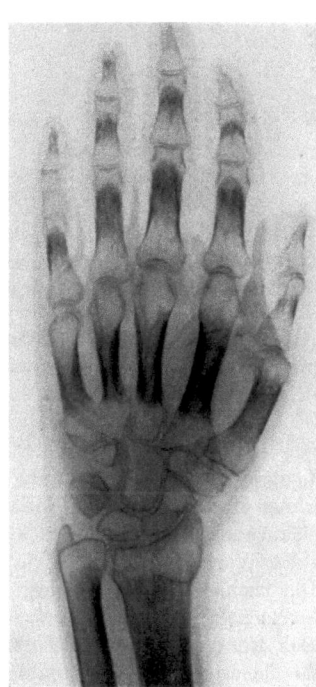

Abb. 25. Ausheilende Dystrophie, 10 Monate nach Unterschenkelbruch (Grundumsatz: + 11,5%).   Abb. 26. 6 Monate nach Radiusfraktur. Dystrophie. Dazu Weichteilbild (Abb. 27).

Wenn die Erkrankung durch eine trophische Störung lange hinausgezögert wurde, so stellt sich der normale Muskeltonus wieder her. Es bleibt aber eine Umfangsverminderung dauernd zurück mit einer der Verminderung der Muskelmasse verhältnismäßig entsprechenden, also im Vergleich zum atonischen Zustand der Umbauperiode nur geringfügigen Minderung der Kraftentfaltung.

Die Veränderungen an den *Gelenken* sind im Stadium der Dystrophie wesentlich ernster zu beurteilen als in der Umbauperiode, da häufig irreparable Gelenkversteifungen zurückbleiben.

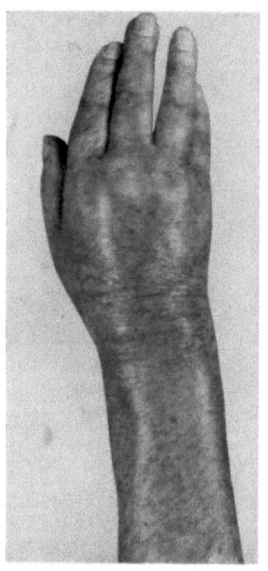 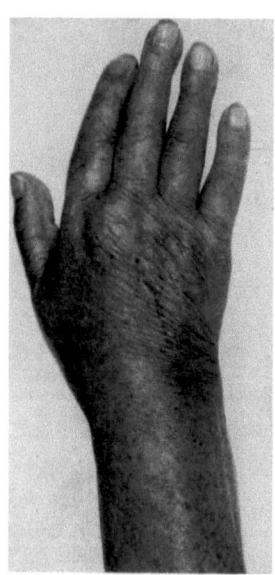

Abb. 27.   Abb. 28.

Abb. 27. Trophische Störungen, Ödem, Glanzhaut, Temperatursenkung, graue Cyanose Muskelschwund, Gelenkversteifungen (Grundumsatz: + 8,2%). Dazu Röntgenbild (Abb. 26).

Abb. 28. 2 Monate später, nach Behandlung.

Der Gelenkknorpel reagiert auf jede auch nur kurz dauernde Störung der osmotischen Isotonie und der normalen Reaktion der Gelenkschmiere mit irreparablen Veränderungen (HÄBLER).

Alle Patienten klagten über den *Belastungsschmerz* und später dann auch die meisten über *Spontanschmerz*. Diese Beschwerden sind als Ausdruck der Knocheninsuffizienz zu deuten.

3. Erscheinungen der Atrophie.

Langsam gleitet das Stadium der Dystrophie in den Zustand der Atrophie, es erfolgt eine Anpassung an die herabgesetzte Funktion. Diesen Dauerzustand bezeichnet man nun mit Recht als eine *Atrophie*, weil er wirklich das darstellt, was das Wort ausdrückt.

Die primäre Schädigung liegt viele Monate (mindestens 9—12) oder sogar Jahre zurück.

Das Röntgenbild des *Knochens* weist gleichmäßige, zarte, wieder harmonische Zeichnung auf. Die Bälkchen sind entweder schmäler und zarter, oder

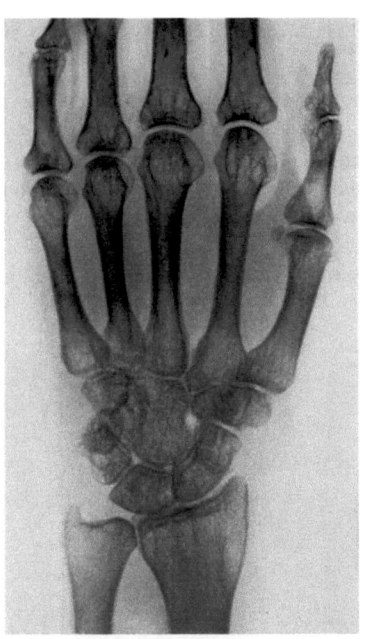

Abb. 29. 3 Jahre nach Arithritis purulenta im Ellbogengelenk, jetzt Ellbogengelenksankylose. An den Knochen der Hand Zustand der Atrophie („hypertrophierende Atrophie").

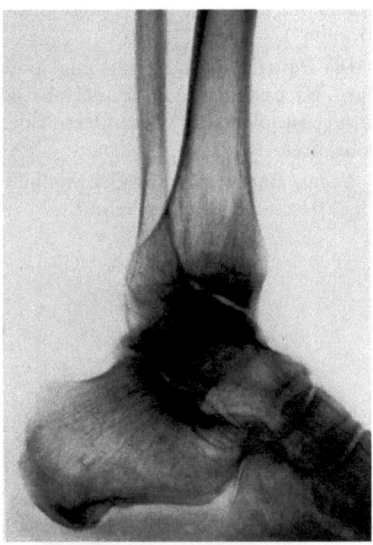

Abb. 30. 3 Jahre nach Verriegelung eines Schienbeinbruches mit Knochentransplantat. Zustand der Atrophie.

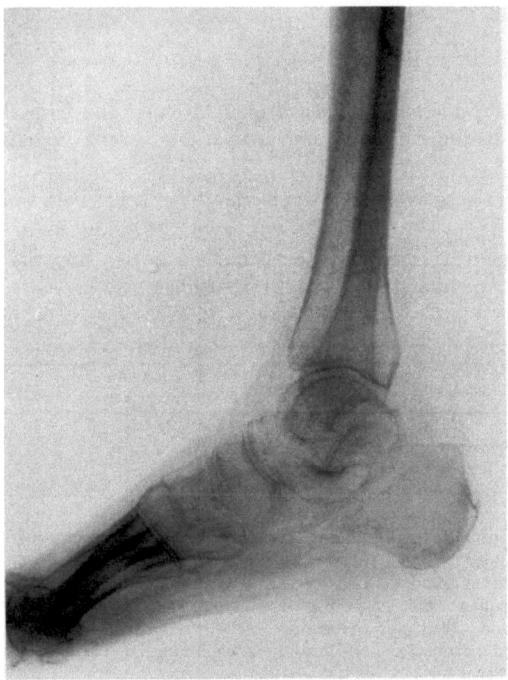

Abb. 31. 7 Monate nach ausgedehnter Weichteilverletzung am Unterschenkel. Ausgebildete Atrophie, die zum Teil auf Inaktivität beruht.

sie sind seltener aber gröber und die Maschen durchsichtig (,,hypertrophierende Atrophie").

Die *Haut* ist normal, manchmal auch sehr zart, gelegentlich findet man Glanzhaut. Es besteht blasse Hautfarbe oder blaue Stauungscyanose. Die Durchblutung ist allgemein vermindert. Ödeme werden in diesem Zustand nicht mehr beobachtet.

Nägel, Haarwuchs und Schweißbildung weisen gegenüber der gesunden Seite keine Besonderheiten mehr auf.

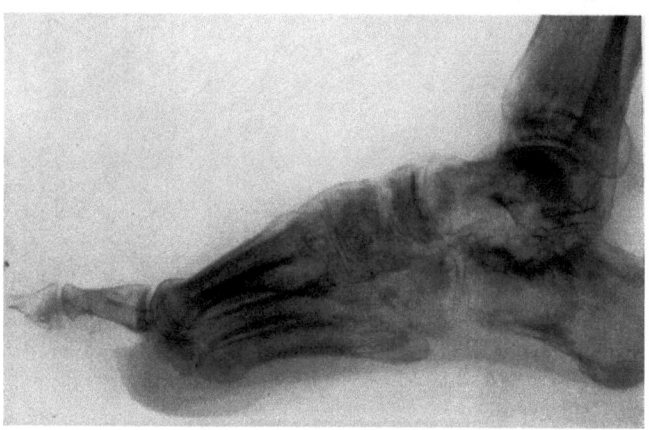

Abb. 32. Atrophie bei hochgradiger Endangitis obliterans.

Es besteht ein *Dauermuskelschwund* ohne Atonie. Die freie Beweglichkeit der *Gelenke* ist allerdings häufig durch irreparable Gelenkversteifungen eingeschränkt.

Im Zustand der ausgebildeten Atrophie bestehen keine Belastungsschmerzen mehr.

Es erscheint gerechtfertigt die Erscheinungen in den drei Stadien noch in einer Tabelle (in Anlehnung an Sudeck) gegenüberzustellen.

Tabelle 3.

Physiologischer reaktiver Umbau	Dystrophie	Atrophie
1. *Die primäre Schädigung liegt zurück:* Nicht viel mehr als 3 Monate	Mehr als 3 Monate	Viele Monate oder Jahre
2. *Knochen* (Röntgenbild): a) kein Befund oder b) allgemeine Aufhellung bei erhaltener Struktur oder c) allgemeine und fleckige Entschattung, unscharfe, verwaschene Struktur	Disharmonischer Gesamteindruck, allgemeine oder fleckige Entschattung, streifige Entschattung der Corticalis; ,,bleistiftartige" Umrandungszeichnung	Gleichmäßige, zarte harmonische Zeichnung. Bälkchen schmäler und zarter oder weniger zahlreiche, aber verstärkte Bälkchenzeichnung

Tabelle 3 (Fortsetzung).

Physiologischer reaktiver Umbau	Dystrophie	Atrophie
3. *Haut:* Vermehrte Durchblutung Temperaturerhöhung, Ödem	Geminderte Durchblutung Trophische Störungen Glanzhaut, Temperatursenkung Graue Cyanose, Ödem	Geminderte (angepaßte) Durchblutung. Blasse oder blaue Stauungscyanose; normale Beschaffenheit, manchmal auch Glanzhaut
4. *Haarwuchs:* Häufig Hypertrichosis	Vermehrt, normal und vermindert	Normal
5. *Schweißbildung:* Hyperhidrosis	Hyperhidrosis, Anhidrosis	Normal
6. *Nägel:* Stärkeres Wachstum, gewölbt	Verzögertes Wachstum; glanzlos, rissig, quer gerieft	Normal
7. *Muskulatur:* Muskelschwund mit Tonusherabsetzung; quantitative Herabsetzung der direkten und indirekten Erregbarkeit	Dauermuskelschwund (nur mehr geringe oder keine Atonie)	Dauermuskelschwund ohne Atonie
8. *Gelenke:* Rückgängige Gelenkversteifung	Gelenkversteifungen, die oft nicht mehr oder nur teilweise zurückgehen	Restzustand aus dem Stadium der Dystrophie, aber keine Verschlechterung
9. *Subjektive Beschwerden:* Belastungsschmerz (Knocheninsuffizienz)	Belastungsschmerz — Spontanschmerz	—

Pathologische Anatomie.

Bis vor wenigen Jahren wurden vornehmlich nur bei *chronischen Formen* der Atrophie histologische Untersuchungen vorgenommen, so von ROUX, POMMER, EXNER, CHIARI, HERFARTH, FRIEDL und SCHINZ.

Erst 1936 veröffentlichte RIEDER die Ergebnisse ausgedehnter systematischer histologischer Untersuchungen an klinischem und tierexperimentell gewonnenem Material, die dann 2 Jahre später noch durch SUDECK bestätigt und ergänzt wurden.

Bei Zusammenfassung der in allen Stadien vorgenommenen mikroskopischen Untersuchungen am Knochen mit akutem *Umbau* kommt man zu folgenden Ergebnissen:

Im Gegensatz zum Röntgenbild, bei welchem erst nach einer gewissen Latenzzeit, die mindestens 2, meist aber mehrere Wochen beträgt, der Umbau zur Darstellung kommt, finden sich *histologisch* die Umbauerscheinungen schon *eine* Woche nach dem Einsetzen der Schädigung.

Im ersten Stadium läßt sich eine Osteoporose mit Verschmälerung der Knochenbälkchen und Vergrößerung der Markräume nachweisen.

Die Kambiumschicht des Periostes, das Bindegewebe der HAVERSschen Räume und das Reticulum der Markräume wuchern; diese Zellelemente entwickeln unter erhöhtem Gewebsdruck resorbierende Eigenschaften. Die HAVERSschen Kanälchen werden zu HAVERSschen Räumen, das Cambium resorbiert den Knochen von außen, das Mark zeigt flüssiges und lymphocytäres Exsudat. Im zweiten Stadium wird unter Osteoblastenbildung (bei nachlassendem Binnendruck) zugleich mit den noch andauernden Resorptionsvorgängen dem abgebauten Knochen osteogenes Gewebe angelagert. Im dritten Stadium hört der osteoklastische Abbau ganz auf, die Resorptionsräume werden wieder zugebaut. Damit ist der Umbau beendet und ein formgerechtes, funktionstüchtiges Regenerat wiederhergestellt (REMÉ).

SUDECK wies darauf hin, daß diese Umbauerscheinungen mit dem physiologischen Wachstumsumbau Jugendlicher und mit den Vorgängen bei der Callusbildung verblüffende Ähnlichkeit aufweisen.

Offenbar ist der normale lebenslänglich stattfindende, aber wenig sichtbare Umbau Erwachsener, der beschleunigt stattfindende Umbau Wachsender und der noch viel mehr beschleunigte regenerative Umbau Geschädigter nur im zeitlichen Ablauf voneinander verschieden. Der kollaterale Umbau verläuft wie im Zeitraffer, aber in physiologischen Formen.

Im Zustand der *Dystrophie* fand RIEDER an seinen histologischen Knochenpräparaten eine mangelhafte Verkalkungsneigung des reichlich gebildeten osteoiden Gewebes nach anfänglichen osteoklastischen Vorgängen. Erst nach Beseitigung der Störungsursache kommt es zur Kalkablagerung und zur echten Knochenneubildung.

Im Zustand der *Atrophie* schließlich zeigen sich die Spongiosabälkchen verschmälert, die Corticalis im ganzen dünner. Anzeichen einer lebhaften Zelltätigkeit fehlen. Auf die abgelaufene stärkere Umbautätigkeit deuten noch die Mosaikstrukturen hin. Das Mark ist wieder zu Fettmark umgewandelt.

Auf die sehr schönen Abbildungen histologischer Präparate von RIEDER[1] und SUDECK[2], denen ich auf Grund meiner eigenen Präparate nichts Neues hinzufügen kann, sei besonders verwiesen.

Disposition.
1. Alter und Geschlecht.

Über eine etwa bestehende Altersdisposition äußert sich nur DUBOIS näher. Er fand die wenigsten Fälle zwischen 25 und 50 Jahren, zahlreiche unter 25 und die meisten über 50 Jahre. Er neigt daher zu der Annahme, daß die Umbauerscheinungen vor allem im jugendlichen Alter und zur Zeit der senilen Involution besonders stark in Erscheinung treten.

Auch HILGENREINER schreibt dem höheren Alter eine besondere Disposition zu.

Am Krankengut der *Münchener* Klinik konnte keine Altersbevorzugung festgestellt werden. Der jüngste Fall war ein 8jähriger Junge, der älteste eine Frau mit 77 Jahren. Bei 200 Fällen mit starken Umbauerscheinungen bzw. mit Dystrophie ergab die Verteilung auf einzelne Altersstufen nebenstehendes Bild. (Tabelle 4.)

Tabelle 4.

Alter	Fälle	davon Männer	Frauen
0—10 Jahre	1	1	—
11—20 „	11	8	3
21—30 „	56	39	17
31—40 „	49	36	13
41—50 „	37	25	12
51—60 „	28	20	8
61—70 „	14	11	3
71—80 „	4	1	3
	200	141	59

Es wäre nicht angebracht, aus diesen Werten auf eine Bevorzugung des mittleren Alters zu schließen, denn die Umbauerscheinungen treten meist nach Verletzungen auf und die meisten Berufs- und Sportver-

---
[1] RIEDER: Dtsch. Z. Chir. **248**.
[2] SUDECK: Arch. klin.Chir. **191**.

letzungen finden sich zwischen dem 20. und 50. Lebensjahr, wie nachfolgender Aufstellung (Tabelle 5) zu entnehmen ist.

Eine bestimmte Bevorzugung des männlichen oder weiblichen Geschlechts ist im Auftreten der starken Umbauvorgänge und der Dystrophie nicht festzustellen.

Über Alters- und Geschlechtsunterschiede hinsichtlich der Zeit des Auftretens und der Prognose der Umbauerscheinungen wird später berichtet (s. S. 518 und S. 523).

Tabelle 5.

Lebensjahrzehnt	1.	2.	3.	4.	5.	6.	7.	8.
Verletzungen	1	6	44	41	29	18	8	2
Eitrige Erkrankungen	—	2	10	5	4	2	3	—
Tuberkulose	—	2	—	1	1	2	1	—
Arteriosklerose . . .	—	—	1	2	2	7	3	—
Arthritis deformans .	—	—	1	—	—	2	·1	—
Verbrennungen . . .	—	—	—	—	1	—	—	—
Neuritis	—	—	—	—	—	1	—	—
Tumoren	1	—	—	—	—	1	—	2
	2	10	56	49	37	33	16	4

2. Konstitutionstyp.

Wenn unter 3040 Frakturen das Stadium des physiologischen reaktiven Umbaues *röntgenologisch* nur bei 203 Fällen, also nur in 6,6% deutlich festgestellt werden konnte, so drängt sich einem zunächst der Gedanke an einen dispositionellen Faktor auf. Sicher sind die Erscheinungen des Umbaustadiums klinisch und auch histologisch weit öfter als bei 6,6% aller Frakturenfälle nachweisbar, immerhin gibt es auch dann wieder eine reiche Skala zwischen ganz geringfügigen und sehr hochgradigen Formen.

E. SCHNEIDER schreibt:

Gerade hier in Freiburg kommen ja sehr reichlich mehr oder weniger erhebliche Knie- und Fußgelenksdistorsionen als Skiunfälle in Behandlung. In einem erheblichen Prozentsatz sind sie mit Bandrissen und kräftigen Hämatomen kombiniert und trotz dieser Voraussetzungen wird eine nachfolgende Knochenatrophie (gemeint sind die Umbauerscheinungen!) kaum beobachtet.

Unter 1728 Frakturen der langen Röhrenknochen fand SCHNEIDER bei seinem *Freiburger* Krankengut 4% mit starken Umbauerscheinungen im *Röntgenbild* und so meint auch er:

Dies muß den Gedanken nahelegen, ob wir es hier nicht mit einer gewissen allgemeinen Disposition zu tun haben, die bei ihrem Zusammentreffen mit einem Trauma oder einer Infektion unter Mitwirkung der örtlichen Blutzirkulations- und Stoffwechselstörungen zur Auslösung der schweren und immer lang dauernden akuten Knochenatrophie (gemeint sind die Umbauerscheinungen und die Dystrophie!) führt.

Damit würden gerade diejenigen Krankheitsbilder einer besseren Klärung entgegengeführt, bei denen das auslösende geringfügige Trauma in einem so auffälligen Gegensatz zur Schwere der Folgeerscheinungen steht. Weitere Beobachtungen sind ohne Zweifel noch nötig, um hier unsere Einsicht zu vertiefen und damit auch eine zielbewußtere Therapie zu ermöglichen, als dies bisher der Fall ist. Auch kann über das Wesen dieser Disposition noch keine Angabe gemacht werden.

Auch DUBOIS meint:

Es muß jedenfalls eine uns zur Zeit noch völlig unbekannte Krankheitsbereitschaft des vegetativen Nervensystems angenommen werden, denn es handelt sich gewöhnlich um leichte, alltägliche Unfälle, die für gewöhnlich glatt und restlos ausheilen und nur in einer verschwindenden Minderzahl von Fällen zu den beschriebenen dystrophischen Erscheinungen führen. Warum hier tiefgreifende Gleichgewichtsstörungen im An- und Abbau der Gewebe entstehen, ist durchaus problematisch.

Hohmann schreibt:

Es scheint mir doch zur Verth recht zu haben, wenn er der *konstitutionellen Reaktionsbereitschaft* des Organismus eine größere Bedeutung beimißt und nicht alle Folgen auf die Stärke des stattgehabten Reizes des Traumas oder Infektes beziehen will. Er sagt: „Bei konstitutionell Labilen können schon geringe Reize zur Dystrophie führen." In der Tat ist ja sonderbar, wie ein einfaches Umknicken des Fußes allein bei manchen Menschen, aber eben durchaus nicht bei allen und auch nicht bei der Mehrzahl der Menschen, solche schweren Folgen zeitigen kann.

Während Sudeck in seinen früheren Veröffentlichungen noch von einem „konstitutionellen Reaktionsfehler" spricht, lehnt er in seinen letzten zusammenfassenden Arbeiten die „individuellen Dispositionen" ab und erklärt, daß „die Annahme der abnormen Konstitution eine offenbare Verlegenheitsauskunft ist"

Allerdings gelingt es ihm nicht, sich ganz von dem Gedanken einer Disposition freizumachen. Ich zitiere:

„Es ist keineswegs nötig, für diese Erscheinung eine besondere konstitutionelle Bereitschaft anzunehmen, obwohl die verschiedenen Reaktionslagen den Grad der Atrophie (gemeint sind die Umbauerscheinungen) gelegentlich beeinflussen mag." Oder: „Fälle mit malignem Charakter, die schließlich der Amputation anheimfallen, sind sehr selten. Bei diesen ist man versucht, auf die persönliche Anlage zurückzugreifen." Oder: „Nun mag wohl die Reaktionslage individuell verschieden sein und auf die Entwicklung der Entzündungsreaktion gewisse Einflüsse ausüben." Oder: „Wir können also wohl in den meisten Fällen die Annahme einer besonderen Konstitution entbehren und können diese für die ganz malignen Fälle zurückbehalten."

Sudeck macht also doch mit der „verschiedenen Reaktionslage", mit der „persönlichen Anlage", ja sogar mit der „besonderen Konstitution" gewisse Zugeständnisse.

Zur Annahme einer Disposition zum reaktiven Umbau bzw. zur Dystrophie *zwingen verschiedene Gründe:*

1. Nach gleich starken Verletzungen zeigt nur ein Teil der Patienten Umbauerscheinungen im Röntgenbild, obwohl die äußeren Bedingungen während des Unfalles und in der Zeit nach dem Unfall die gleichen waren. Ich denke beispielsweise an die vielen Unterschenkelfrakturen, die an jedem Wintersonntag in die Münchener Klinik eingeliefert werden: Gleiche Unfallursache, gleiche Bruchform, gleiches Alter (meist zwischen 18. und 30. Lebensjahr), gleiches Geschlecht, gleiche Behandlung, gleiche Ernährung, gleiche Jahreszeit, und trotzdem sind im weiteren Verlauf bei den einen keinerlei Umbauerscheinungen, bei den anderen schwache Umbauerscheinungen im Röntgenbild nachweisbar und eine dritte Gruppe schließlich zeigt sehr erheblichen reaktiven Umbau oder gar die Entgleisung in das Stadium der Dystrophie.

Wenn Sudeck schreibt, daß der Knochenumbau „in einem gewissen Verhältnis zur Stärke des Reizes steht und daß er sich nach sehr starken Reizen und unter günstigen Beobachtungsverhältnissen mit Sicherheit einfindet", so ist darauf zu sagen, daß die Stärke des Reizes bei den Brüchen der langen Röhrenknochen wohl immer ziemlich die gleiche sein dürfte und auch die Beobachtungsverhältnisse stets gleich günstig waren.

2. Manchmal stellen sich nach geringfügigen Verletzungen starke Umbauerscheinungen und Dystrophien ein.

Sudeck nimmt auch in diesen Fällen keine abnorme Konstitution an, sondern bringt dafür folgende Erklärung:

Die traumatische Dystrophie entsteht zwar häufig, aber nicht immer nach leichten Verletzungen. Wenn dies aber der Fall ist, so sind es gewöhnlich Kontusionen und Distorsionen der Gelenke mit ihren Zerreissungen und Quetschungen der Bänder, Gelenkkapseln und Gelenkknorpel. Das sind Gewebe, die verhältnismäßig schlecht durchblutet sind und deren Resorptionsverhältnisse nicht günstig sind. Die Demarkierung und Resorption der zerfaserten nekrotischen Bindegewebsmassen braucht lange Zeit. Dadurch kann der Entzündungsreiz verhältnismäßig lange Zeit hinausgezogen werden. Ferner sind diese Gewebe verhältnismäßig wenig schmerzempfindlich, was wiederum zur Folge hat, daß ihre Verletzungen leicht übersehen und daß sie während der Heilungsperiode mechanischer Überanstrengung ausgesetzt werden. Es ist geradezu charakteristisch in den Mitteilungen der Autoren, daß der primären Verletzung bei den später dystrophisch gewordenen Gliedmaßen zunächst nur eine geringe Bedeutung beigelegt wurde. So kann es zu häufiger Erneuerung der Verletzung mit Summierung der Reize kommen und zu mechanischer Störung der Regeneration.

Nun beobachten wir aber an einem großen Sport-Betriebs- und Verkehrsunfallmaterial der Münchener Klinik *sehr viele* Kontusionen und Distorsionen der Gelenke mit Zerreißungen und Quetschungen der Bänder, Gelenkkapseln und Gelenkknorpel und trotzdem ist der Umbau nur bei 5,5% der Distorsionen so intensiv, daß er röntgenologisch nachgewiesen werden kann. Mit diesen Erfahrungen decken sich die Beobachtungen von E. SCHNEIDER bei den Skiunfällen in Freiburg.

3. Schließlich fällt noch die so verschieden lange Dauer des Umbau- und Dystrophiestadiums bei einzelnen Menschen auf, manchmal weit über die Dauer des örtlichen Verletzungsschadens hinaus, ohne daß ein Grund in äußeren Ursachen gefunden werden kann.

Wodurch wird diese Disposition bedingt? Diese Frage veranlaßte uns zunächst zu *Blutuntersuchungen.* Es wurden *Blutbilder* bei Patienten im Stadium des physiologischen reaktiven Umbaues, im Zustand der Dystrophie und der Atrophie hergestellt, es ergab sich aber dabei keinerlei wesentliche Abweichung von der Norm.

Wir richteten nun unser Augenmerk auf den *Mineralstoffwechsel.* Wiederum fanden sich bei allen Patienten im Blut normale — oder wenigstens fast normale — Werte für Kochsalz, Phosphor, Calcium, Kreatinin, Kreatin und Milchsäure. In dem „Lehrbuch der Röntgendiagnostik" von SCHINZ, BAENSCH und FRIEDL findet sich übrigens auch ein Hinweis auf normale Calcium- und Phosphorwerte im Serum und auf normale Plasmaphosphatase bei der Gliedmaßendystrophie.

Endlich wurde der Vitamin A- und der Vitamin C-Spiegel bei Patienten mit hochgradigen klinischen und röntgenologischen Umbauerscheinungen bestimmt. Die Vitamin A-Werte schwankten zwischen 1,2 E—2,0 E, die Carotin-Werte zwischen 3,1 und 11,0 E (Lovibond-Einheiten), was je nach Jahreszeit den Normalwerten entspricht. Auch der Vitamin C-Spiegel, zwischen 0,2 bis 0,9 mg-%, bewegte sich in den Grenzen der üblichen Werte.

Die Laboratoriumsmethoden haben also zunächst keinen Beitrag zur Auffindung einer Konstitutionsanomalie geliefert. Die klinische Beobachtung und Betrachtung des Kranken selbst aber haben einen Schritt weiter geführt.

Es fiel auf, daß häufig bei Kranken mit einer leichten Protrusio bulbi, einem Glanzauge, einem Blähhals oder einer etwas vergrößerten Schilddrüse, mit erhöhter Schweißneigung an Händen und Füßen, mit Dermographismus, Labilität der Körpertemperatur, mit der Bereitschaft zur Tachykardie und vielem anderen mehr die Umbauerscheinungen nach Traumen rasch und stark zur Entwicklung kommen. G. v. BERGMANN hat diese Menschen unter dem Begriff der vegetativ Stigmatisierten zusammengefaßt und er schreibt dieser Verfassungsgruppe große Bedeutung zu, „als dispositionelles Moment im Sinne von anderen Krankheitsbereitschaften: Wer disharmonisch ist in seiner vegetativen Steuerung, besitzt diese Neigung zu Funktionsstörungen in Organsystemen". Wir haben nun dem Grundumsatz unserer Kranken mit röntgenologisch nachweisbarem Knochenumbau besondere Aufmerksamkeit geschenkt.

Unter Grundumsatz versteht man „die Summe der Verbrennungen des nüchternen ruhenden Menschen in der Zeiteinheit" (KNIPPING). Für ein bestimmtes Geschlecht und Lebensalter, für ein bestimmtes Gewicht und eine bestimmte Größe finden sich für diesen Grundumsatz Zahlen, die beim Gesunden eine große Konstanz aufweisen. In den Tabellen von HARRIS und BENEDICT wurden diese Zahlen in groß angelegten Untersuchungsreihen festgelegt, so daß man die Normalzahlen für die zur Untersuchung stehenden Patienten jederzeit einsehen kann, wenn man Körpergröße und Gewicht gemessen hat. Die Untersuchungen wurden unter strengen Stoffwechselbedingungen durchgeführt, und zwar entsprechend der Forderung von BORNSTEIN nach 12stündigem Hungern, nach einem fleischfreien und eiweißarmen Tag und bei absoluter geistiger und körperlicher Ruhe. Vor dem Versuch mußten die Personen 1—1^1/$_2$ Stunden ruhig liegen. Sämtliche Bestimmungen wurden zur gleichen Tageszeit — 6—8 Uhr morgens — durchgeführt. Zur Gewöhnung wurde jeweils ein blinder Vorversuch von 5—10 Minuten vorausgeschickt, was nach Ansicht von KNIPPING genügt.

Früher wurde behauptet, daß die Versuchspersonen erst nach langer Übung mit solch ungewohnter Vorrichtung normal atmen können. BENEDICT hatte auch früher diese Ansicht geteilt, bekennt aber, daß auf Grund seiner langen Erfahrungen das nicht zutrifft (KNIPPING).

Zu unserer Überraschung wurde bei allen Kranken mit *röntgenologisch* nachweisbaren Umbauerscheinungen eine Steigerung des Grundumsatzes gefunden, während Kontrolluntersuchungen an anderen Kranken mit Knochenbrüchen, bei denen der physiologische reaktive Umbau im *Röntgenbild* nicht in Erscheinung trat, normale Werte ergaben. Eine Tatsache, auf die in anderem Zusammenhang auch W. KÖNIG hinweist.

Die Grundumsatzwerte von 50 Patienten mit röntgenologisch nachweisbaren Umbauerscheinungen bzw. mit Gliedmaßendystrophie betrugen:

Tabelle 6.

1. G. M., Oberschenkelbruch li. . +36,1%	14. M. J., Unterschenkelbruch re. . +19,1%
2. B. A., Unterschenkelbruch li. . +33,7%	15. L. J., Oberarmkopfbruch re. . +18,5%
3. W. K., Ellenbruch li. . . . +33,5%	16. J. H., Off. Unterschenkelbruch re. . . . . +18,4%
4. S. J., Hohlhandphlegmone re. (abgeheilt) . . . . +31,0%	17. K. A., Daumenballenphlegmone re. (ausgeheilt) . . . . +17,7%
5. H. L., Unterschenkelbruch re. . +30,4%	18. K. A., Off. Oberarmbruch re. . +16,9%
6. S. J., Unterschenkelbruch re. . +30,0%	19. N. M., Unterschenkelbruch li. . +16,7%
7. M. L., Unterschenkelbruch re. . +27,2%	20. G. G., Off. Fraktur re. Daumen (Kreissägen-Verletzung) . . . +16,4%
8. M. P., Knöchelbruch li. . . . +23,9%	21. M. J., Narbenfibrom re. Unterarm . . . . +15,5%
9. K. M., Off. Unterschenkelbruch li. . . . . +22,1%	
10. T. O., Fingerquetschung li. . +21,8%	22. K. K., Schienbeinkopfbruch re. . +14,5%
11. D. J., Fersenbeinbruch li. . . +21,0%	23. S. J., Pan. oss. re. Daumen (abgeheilt) . . . . +14,3%
12. V. L., Unterschenkelbruch li. . +20,1%	
13. S. N., Off. Unterschenkelbruch li. . . . . +19,3%	24. F. F. X., Ellenbruch li. . . . +13,9%

Tabelle 6 (Fortsetzung).

25. P. J., Wadenbeinbruch re.	+13,8%	37. H. M., Hohlhandphlegmone re. (ausgeheilt)	+ 8,0%
26. E. L., Fußgel.-Lux.-Frakt. re.	+13,7%	38. Z. A., Fersenbeinbruch re.	+ 7,9%
27. N. L., Untersch. Weichteilablederung	+12,6%	39. U. A., Unterschenkelbruch re.	+ 7,7%
28. N. A., Fersenbeinbruch re.	+12,6%	40. H. H., Oberschenkelbruch li.	+ 7,4%
29. A. B., Unterschenkelbruch re.	+11,5%	41. B. H., Unterschenkelbruch re.	+ 7,3%
30. H. M., Mittelhandknochenbruch re.	+11,5%	42. S. K., Unterschenkelbruch li.	+ 7,2%
		43. M. O., Knöchelbruch re.	+ 5,9%
31. G. M., Schienbeinbruch re.	+10,4%	44. B. S., Schienbeinbruch re.	+ 5,8%
32. L. Th., Speichenbruch re.	+10,3%	45. A. J., Oberschenkelbruch re.	+ 5,1%
33. G. Th., Off. Unterschenkelbruch re.	+ 9,2%	46. S. K., Ulnarisdurchtrennung	+ 4,2%
		47. H. W., Fersenbeinbruch re.	+ 3,8%
34. M. A., Kontusion des Fußes	+ 9,0%	48. S. E., Unterarmphlegmone li. (abgeheilt)	+ 2,0%
35. D. A., Speichenbruch re.	+ 8,2%	49. B. J., Unterschenkelbruch re.	+ 1,0%
36. K. K., Unterschenkelbruch re.	+ 8,0%	50. B. W., Schienbeinbruch li.	+ 0,6%

Soweit die Werte aus mehrmaligen Bestimmungen stammen, wurden hier die *Mittel*werte eingesetzt.

KNIPPING, der zu den bedeutendsten Vertretern der Stoffwechsellehre zählt, schreibt:

„Bei etwa 85% der von uns untersuchten normalen Versuchspersonen war die Abweichung des Sollumsatzes von dem gefundenen Umsatz unter 7%." Das hieße also, daß wir die Werte unter 7% nicht berücksichtigen könnten. Nachdem sich aber bei *allen* Fällen eine Steigerung und *niemals* eine Erniedrigung des Grundumsatzes fand, glaube ich, daß auch die wenig erhöhten Werte immerhin Beachtung verdienen.

Jedenfalls muß man zugeben, daß bei Leuten mit gesteigertem Stoffwechsel der physiologische reaktive Umbau besonders stark in Erscheinung tritt und bei ihnen eine erhöhte Gefahr der Entgleisung in die Dystrophie besteht. Dementsprechend haben wir auch versucht therapeutisch vorzugehen, worüber im Abschnitt „Behandlung" berichtet wird.

Übrigens hat W. KÖNIG bei verzögerter Knochenbruchheilung und Pseudarthrosenbildung auch Stoffwechseluntersuchungen vorgenommen und bei vielen Kranken *unternormale* Grundumsatzwerte gefunden.

Man könnte den Einwand erheben, daß die Grundumsatzerhöhungen durch die Umbauerscheinungen bzw. durch die Dystrophie erst entstehen, denn „der Gesamtumsatz ist die Resultante von 3 Faktoren: Eigenstoffwechsel der Gewebe und dem Einfluß der beiden großen Regulationssysteme, Nervensystem und Inkretsystem. Pathologische Abweichungen eines der 3 Faktoren kommen im Grundumsatz zur Geltung" (KNIPPING). Gegen eine solche Auffassung sprechen aber verschiedene Gründe: 1. Nach völligem Abklingen der Umbauerscheinungen bzw. nach vollkommener Abheilung der Dystrophie ist der Grundumsatz bei *denselben* Personen immer noch entsprechend den früheren Werten erhöht. 2. Bestimmt man kurz nach dem Verletzungstag (beispielsweise bei Patienten mit Distorsionen, Kontusionen, Radiusfrakturen, Handwurzelknochen-, Fußwurzelknochenbrüchen, Mittelfußbrüchen) den Grundumsatz, so ist dieser durchaus nicht bei allen Fällen erhöht. Es läßt sich jedoch mit weitgehender Sicherheit voraussagen, daß bei den Personen mit erhöhten Grundumsatzwerten im weiteren Verlauf intensive Umbauerscheinungen auftreten bzw., daß die Gefahr der Dystrophie droht. 3. Auf Grund des klinischen Bildes der vegetativen Stigmatisation war es uns nach einiger Übung schon am Verletzungstage bei verhältnismäßig vielen Patienten möglich, zu sagen, daß sie hinsichtlich der Dystrophie gefährdet sind. Man muß von BERGMANN recht geben:

„Der thyreotischen Konstitutionen, namentlich unter den Jugendlichen, sind Legion" und weiter: „Hat man sich an jenes Wahrnehmen gewöhnt, gerade unter der Vorstellung, daß hier eine Menschengruppe zunächst gesunder Individuen existiert, bei der nicht die Beschwerde das diagnostisch Führende ist, so wird die ungeheure Häufigkeit dieser einen Art vegetativer Stigmatisierung erkannt."

4. Wenn die Umbauerscheinungen die Ursache des gesteigerten Gesamtstoffwechsels wären, dann müßten Patienten, bei denen das klinische (nicht das röntgenologische!) Bild des physiologischen reaktiven Umbaues im Vordergrund steht, auch eine Grundumsatzerhöhung zeigen, die aber nicht nachzuweisen ist.

Hinweisen möchte ich noch auf die Tatsache, daß den Chirurgen in Italien und Bulgarien die Gliedmaßendystrophie weit seltener begegnet als den deutschen Chirurgen. Es wäre denkbar, daß auch dies mit der größeren Häufigkeit des Vorkommens von vegetativ stigmatisierten Personen in Deutschland gegenüber den anderen Ländern zusammenhängen könnte.

In dieselbe Richtung weist die Mitteilung von RAHM, daß der Morbus Basedow in den Ländern der Zivilisation, in denen Maschine, Lärm und hastender Verkehr das Leben beherrschen, sehr viel häufiger zu sein scheint als in weniger erschlossenen Ländern (SUNDER-PLASSMANN).

Schließlich interessiert an dieser Stelle noch die Arbeit von ASKANAZY und RUTISHAUSER aus dem Jahre 1933 über Knochenveränderungen bei BASEDOW-Kranken. Bei 7 daraufhin untersuchten Fällen von BASEDOW-Erkrankungen fand sich eine Skeletveränderung, die makroskopisch z. B. an der Femurrinde erkennbar oder erst unter dem Mikroskop zu diagnostizieren ist. Sie entspricht einer progressiven Knochenatrophie oder jüngeren Stadien der fibrösen Osteodystrophie.

Die Knochenveränderung ist nicht die Folge einer primären Epithelkörperveränderung, da die Parathyreoideae entweder unverändert sind oder leichte Hyperplasien darbieten, die wohl als die reaktive Folge der Steuerung des Ca-Stoffwechsels aufzufassen sind. Der gesteigerte Skeletabbau ist als direkte Wirkung der Hyperthyreose anzusehen, da sowohl die Analyse der Befunde am Menschen als die Tierversuche in diesem Sinne sprechen.

Wenn sich also bei BASEDOW-Kranken solche Skeletveränderungen finden, so spricht auch dieser Umstand für die oben geschilderten Zusammenhänge zwischen thyreotischer Konstitution — vegetativer Stigmatisation einerseits und Umbauerscheinungen — Dystrophie andererseits.

3. Körperbautyp.

Bei 92 Kranken mit intensiven Umbauerscheinungen bzw. mit Dystrophie haben wir schließlich auf die Körperbautypen geachtet, in der Annahme, daß sich vielleicht auch in dieser Richtung bestimmte Zusammenhänge ergeben könnten.

Auffallend war, daß sich darunter nur 4 vorwiegend athletische Typen im Sinne KRETSCHMERs fanden, mittelgroß, mit breiten Schultern, stattlichem Brustkorb, schmalen Hüften, straffem Bauch, kräftig entwickeltem Knochenbau und gutem Muskelrelief, knochigem Hochschädel und schwachem Profil.

37 waren überwiegend Pykniker, klein bis mittelgroß, mit tiefem Brustkorb, kurzem Hals, schmalen Schultern, breiten Hüften, Fettansatz am Stamm, Rundschädel mit breitem Gesicht, mehr oder minder grazilen Gliedmaßen und meist schwach ausgebildeter Muskulatur.

Der Großteil aber, nämlich 51, gehörten vorwiegend dem leptosomen Typ an, waren schmal und hoch gewachsen — die Frauen meist klein und zierlich — mit schmalem, flachem Brustkorb, geringem Fettansatz, langen Armen, knochenschlanken Händen, steilem Hinterkopf und meist scharfem Winkelprofil. Bei den Vertretern des leptosomen Typus fand sich die Entgleisung in die Dystrophie besonders häufig.

Es scheinen also tatsächlich zwischen den Körperbautypen und der Disposition zum Umbau und zur Dystrophie Beziehungen zu bestehen. Leider konnte ich im Schrifttum keine eindeutigen Angaben finden über den Zusammenhang von Körperbau und vegetativer Stigmatisation, obschon ich den Eindruck habe, daß sich die Vertreter des leptosomen Typus auch unter den vegetativ Stigmatisierten besonders häufig finden, was damit unseren obigen Beobachtungen entspräche.

Ursachen der Umbauerscheinungen.

Zum reaktiven Knochenumbau, zur Dystrophie und Atrophie führen eine Reihe von Schädigungen, die auf die Gliedmaßen einwirken, so kommen in Frage:

1. Traumen aller Art der Knochen, Gelenke und Weichteile (Frakturen, Luxationen, Distorsionen, Kontusionen, Schußverletzungen). (SUDECK, SCHNEIDER, DUBOIS, BÜSSEM, WILLICH, LENK, HILGENREINER, OHLMANN, MAURER.)

2. Eitrige und spezifische Entzündungen der Knochen und Gelenke (Osteomyelitis purulenta, Arthritis purulenta, Tuberkulose, gonorrhoische Arthritis, Periostitis luica, akuter Gelenkrheumatismus) (SUDECK, KIENBÖCK, HERFARTH, SCHNEIDER.)

3. Eitrige Entzündungen der Weichteile (Phlegmonen, Abscesse, Panaritien, Schleimbeutelentzündungen, Wundeiterungen) (SUDECK, HERFARTH, REMÉ).

4. Nervenverletzungen (besonders bei Verletzung des Medianus, Tibialis, Ischiadicus) und Neuritis (SUDECK, OHLMANN, NONNE, MALIWA, LEHMANN, REMÉ).

5. Venenthrombosen (SUDECK, RIEDER, DUBOIS) — Lymphstauungen (OEHLECKER).

6. Verbrennungen und Erfrierungen (HITSCHMANN, WACHTEL, DUBS, WEIDENFELD und PULAY, BECK). — Blitzschlag (PALUGAY, KELLER).

7. Hauterkrankungen (Akrodermatitis atrophicans, Sklerodermie) (JESSNER).

8. Fokale Vorgänge in Mandeln oder Zähnen (HOHMANN).

Bei allen diesen Verletzungen und Erkrankungen kommt es zur Störung im Blutumlauf, damit zur Änderung im örtlichen Stoffwechsel und so zu den Umbauvorgängen an Knochen und Weichteilen.

Die Stärke der Erscheinungen ist verschieden und keineswegs immer abhängig von der Intensität und Dauer des pathologischen Reizes. Wenn auch im allgemeinen die trophischen Störungen mit dem Aufhören des Reizes verschwinden, so kann andererseits der dystrophische Symptomenkomplex selbst nach Abklingen des Reizes noch bestehen bleiben. Die Störung macht in diesen Fällen klinisch geradezu den Eindruck einer zweiten, besonderen Erkrankung. Ja selbst nach geringen Traumen vermag sich das beschriebene Krankheitsbild mit allen schweren Erscheinungen zu entwickeln (RIEDER).

Diesen Beobachtungen schließen wir uns auf Grund unserer Erfahrungen voll an. Oft genug sehen wir Krankheitsbilder, bei denen gerade die Geringfügigkeit des Traumas mit den schweren dystrophischen Folgezuständen nicht in

Einklang zu bringen ist. Auch Lexer, Schneider und Dubois weisen darauf hin, daß häufig nach ausgesprochen leichten Verletzungen hochgradige Dystrophie auftrete.

Bei Gelenktraumen ist der physiologische reaktive Umbau meist stärker zu beobachten als bei Frakturen.

Der Mitteilung von Lenk, daß Diaphysenbrüche selten, Metaphysenbrüche häufiger und Epiphysenbrüche immer einen starken Umbau zeigten, kann man nur zum Teil beipflichten, da man doch auch bei Frakturen der Diaphysen verhältnismäßig oft erheblichen Umbau sieht.

In Übereinstimmung mit anderen Autoren (Sudeck, Rieder) fand ich den Knochenumbau bei eitrigen Vorgängen insbesondere bei Entzündungen, die sich in der Nähe des Knochens abspielen, auffallend stark und rasch in Erscheinung treten.

Die Dystrophie findet sich so gut wie immer bei der Tuberkulose, wobei man E. Schneider Recht geben muß, daß die primär synoviale Form im Gegensatz zur primär ossalen Form sich besonders durch die Intensität der Dystrophie kennzeichnet.

Schubert beobachtete, daß vollständige Nervendurchtrennung manchmal (N. ulnaris) gar keinen Einfluß auf die Knochen hat, während in anderen Fällen schon die teilweise Verletzung (N. medianus) Knochenveränderungen im Gefolge hat. Dubois und Rieder führen dieses Verhalten auf den verschiedenen Gehalt der einzelnen Nerven an vegetativen Fasern zurück. Lehmann sah die meisten Knochenatrophien bei Schädigung des Medianus, Tibialis und Ischiadicus, wenige nur bei Verletzungen des Ulnaris, Radialis und Peronäus. Remé hat infolge Durchschneidung des N. ischiadicus beim Kaninchen die Durchblutung eines Beines verändert und schon ,,nach 14 Tagen wurden histologisch an der operierten Seite die dem akuten Knochenumbau entsprechenden Veränderungen gefunden".

Sitz der Umbauerscheinungen (Knochen und Knochenabschnitte).

1. Tritt der physiologische reaktive Umbau röntgenologisch am *Knochen* an *bestimmten Stellen* frühzeitiger und stärker in Erscheinung als an anderen Stellen?

Diese Frage ist zu bejahen, so ist das erste Auftreten von Umbauerscheinungen an den Metaphysen und Epiphysen — besonders der Mittelhand- und Mittelfußknochen — geradezu gesetzmäßig, dann folgen die spongiösen Teile der Hand- und Fußwurzelknochen, später erst die Diaphysen zunächst der kurzen dann der langen Röhrenknochen.

Die Erklärung für diesen gesetzmäßigen Beginn der Umbauvorgänge an der Metaphyse, für das Übergreifen auf die Epiphyse und dann erst auf die Diaphyse ist in der Anatomie der Gefäßversorgung dieser Bezirke zu suchen. Langer wies nach, daß Meta- und Epiphyse die beste Gefäßversorgung am Knochen aufweisen. Aus der sehr übersichtlichen und schematischen Darstellung der Knochengefäße von Kallius (Abb. 33) geht die Blutversorgung der jugendlichen Metaphyse aus drei Gefäßgebieten hervor (aus den zentralen Ästen der Nutritia, aus den myoperiostalen Gefäßen der Metaphyse und aus den Epiphysengefäßen). Seit den Untersuchungen von Erich Lexer wissen wir, daß beim Erwachsenen der größte Teil der Diaphysengefäße obliteriert und die Metaphyse am besten mit Blut versorgt bleibt. Die metaphysären und epiphysären Gefäße bilden mit zunehmendem Alter ein immer dichteres Anastomosennetz und ersetzen so die immer schwächer werdenden Nutritia-Verzweigungen. Zu erwähnen ist noch, daß schon normalerweise der Blutstrom in Meta- und Epiphyse eine Verlangsamung erleidet, da die etwa 6 μ weiten arteriellen Gefäße in die 25 μ weiten Capillaren einmünden. Hyperämie in diesen Gebieten macht sich dann um so mehr bemerkbar.

Auf Grund der Versuche von RABL nimmt RIEDER an, daß der Metaphysenabschnitt — vielleicht schon physiologischerweise — eine Stätte erhöhten Kalkstoffwechsels sein könnte. RABL konnte nämlich durch eine Ausfällungsmethode mit Ammoniumoxalat in der Nähe der Epiphysenlinie Anhäufungen von gelöstem Kalk nicht nur in der Grundsubstanz, sondern auch in den Zellen nachweisen. Vielleicht ist der Stoffwechselaustausch auch deshalb leichter, weil die Wandung der eigentlichen Knochenarterien und Knochenvenen aus einem einfachen Endothelrohr besteht, ähnlich wie bei den Capillaren.

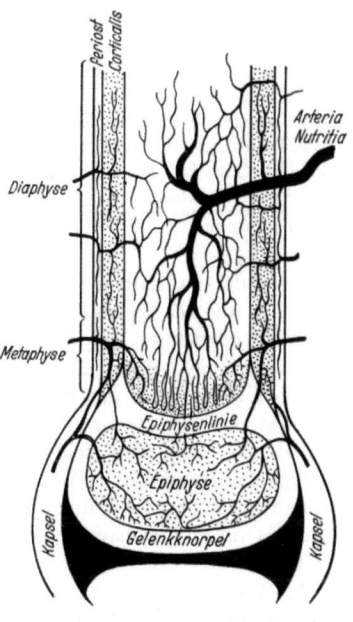

Abb. 33. Schema der Blutgefäßversorgung eines Röhrenknochens (nach KALLIUS).

REMÉ weist noch darauf hin, daß man wegen der verschiedenen Art der Knochengefäß-Versorgung den *fleckigen* Umbau vorwiegend bei Erwachsenen, fast nie bei Kindern beobachtet. Es kann beim Kinde durch das weichere, an den verschiedensten Stellen des Knochens eintretende Gefäßnetz eine Hyperämie auch ohne hochgradige lacunäre Resorption zustande kommen, während dies beim Erwachsenen nur durch verstärkte Osteoclastentätigkeit in den Epiphysen bezirken ermöglicht wird. Daher zeigt sich beim Erwachsenen fleckige Entschattung, beim Kinde harmonischer Umbau.

2. Werden *bestimmte Knochen* vom physiologischen reaktiven Umbau bevorzugt befallen, so daß er an ihnen röntgenologisch häufiger nachweisbar wird?

E. SCHNEIDER hat am Krankengut der *Freiburger Klinik* Beobachtungen über die Häufigkeit röntgenologisch darstellbaren intensiven Knochenumbaues angestellt. Er teilt mit, daß bei 2350 Frakturen verschiedener Knochen 78mal eine „*schwere* Atrophie", d. h. also ein intensiver Knochenumbau im Röntgenbild gefunden wurde, und zwar bei

315 Unterschenkel-Frakturen . . in 9 %   828 Unterarm-Frakturen . . . . in 2 %
88 Handwurzelknochen-Frak-   297 Oberarm-Frakturen . . . . in 2 %
  turen . . . . in 5,7%   138 Mittelhandknochen-Frakturen in 1,5%
42 Fußwurzelknochen-Frakturen in 7 %   22 Sternum-Frakturen . . . . in 0 %
60 Mittelfußknochen-Frakturen in 4 %   172 Finger-Frakturen . . . . in 0 %
288 Oberschenkel-Frakturen . . in 3,1%

Am Frakturenmaterial der *Münchener Klinik* fanden wir den röntgenologisch nachweisbaren Knochenumbau häufiger, allerdings haben wir nicht nur „schwere", sondern auch „mittelschwere" Fälle berücksichtigt. Es fand sich bei:

Tabelle 7.

	Knochenumbau im Röntgenbild	Hundertsatz %
164 Femur-Frakturen	16mal	9
460 Unterschenkel-Frakturen	52 ,,	11,3
518 Knöchel-Frakturen	38 ,,	7,3
74 Patella-Frakturen	9 ,,	12,2
102 Fußwurzelknochen-Frakturen	11 ,,	10,8
94 Mittelfußknochen-Frakturen	6 ,,	6,4
155 Zehen-Frakturen	1 ,,	0,7
254 Humerus-Frakturen	12 ,,	4,7
534 Unterarm-Frakturen	40 ,,	7,5
77 Handwurzelknochen-Frakturen	9 ,,	11,7
166 Mittelhandknochen-Frakturen	3 ,,	1,2
442 Finger-Frakturen	6 ,,	1,4
3040 Frakturen	203mal	

Beim Vergleich dieser Feststellungen der *Freiburger* und der *Münchener* Klinik fällt auf, daß beim Krankengut beider Kliniken die Beobachtungen weitgehende Übereinstimmung zeigen: Die Frakturen an Handwurzelknochen, Fußwurzelknochen und Unterschenkeln weisen einen hohen Hundertsatz auf, während sich bei Finger- Mittelhandknochen- und Zehenbrüchen nur selten intensivere Umbauerscheinungen einstellen.

Besonders auffallend ist der hohe Prozentsatz bei Kniescheibenbrüchen (12,2%), was der Feststellung von SUDECK entspricht, daß Sesambeine für den Umbau pädisponiert sind.

Es ist noch zu erwähnen, daß SUDECK das röntgenologische Bild des Knochenumbaues an der Hand häufiger als am Fuß fand, während HERFARTH am Material der *Breslauer* Klinik das entgegengesetzte Verhalten feststellte. Ich glaube nicht, daß sich in dieser Richtung eine allgemein gültige Gesetzmäßigkeit finden läßt. Wenn man am Handskelet überhaupt den Knochenumbau im Röntgenbild und vielleicht auch die klinischen Umbauerscheinungen öfter als am Fuß beobachtet, so ist das wohl in der größeren Häufigkeit der Verletzungen und Entzündungen an der *Hand* begründet.

3. Wie weit und in welcher Richtung erstrecken sich an einer Gliedmaße die Veränderungen des physiologischen reaktiven Umbaues in die *Nachbarschaft* der *Verletzungsstelle* ?

BECK weist hin auf ,,die von SUDECK bereits gemachte Feststellung — bei der Tuberkulose und bei Lähmungen schon den alten Chirurgen (VOLKMANN, BILLROTH usw.) bekannte Tatsache — daß die Atrophie nicht bloß in dem direkt vom Trauma oder der Entzündung betroffenen Gebiet sich lokalisiert, sondern weit entfernt davon auf periphere Teile übergreift, meist auch zentral abwärts sich erstreckt''.

SCHAEFER hat die Begriffe von *Herd* und *Hof* in die Frakturlehre eingeführt, nachdem RICKER diese Bezeichnungen von der bakteriellen Entzündung (Furunkel) bereits auf die Verletzungen der Haut ausgedehnt hat.

Wie beim Furunkel das Zentrum und bei Hautverletzungen die Verletzungsstelle, so sieht SCHAEFER bei der Fraktur die Bruchstelle als den *Herd* an. Beim Knochenbruch tritt im Bereich des Herdes die Störung im Blutumlauf und die Änderung im Stoffwechsel ein (s. Schema S. 486). An einem verletzten Gliede (Knochenbruch, Distorsion, Kontusion usw.) finden sich diese Vorgänge nicht nur im Gebiet des Herdes, sondern es wird auch die Umgebung, der *Hof*, befallen.

Die Zirkulationsänderung muß schwächer sein als die Reizung im Herd, da die im Herd vorherrschende direkte nervale Wirkung fortfällt und nur eine indirekte besteht. Infolgedessen beginnt auch die Zirkulationsänderung in dem Hof der Fraktur nicht wie im Herd mit den stärksten Graden der Hyperämie, welche Granulationsgewebe hervorbringen würden, sondern mit einem geringeren Grade, der durch Exsudation von klarer Flüssigkeit, die sich als Ödem bemerkbar machen kann, eine faserige Bindegewebswucherung in allen Geweben, im Muskel, in den Gelenkkapseln und Gelenkbändern hervorruft. Hierdurch kann bei genügend langer Dauer und Stärke des Vorganges Beeinträchtigung im Gebrauch und Steifheit der Glieder entstehen.

Wir wissen aus der Erfahrung, daß beim Unterschenkelbruch das Kniegelenk, beim Vorderarmbruch das Ellenbogengelenk nur wenig beteiligt sind, soferne es sich nicht um Brüche dieser Gelenke oder um gelenknahe Brüche handelt. Man könnte sagen, daß diejenigen Gelenke eines Frakturgliedes erhöht gefährdet sind, welche von denjenigen Sehnen überspannt werden, die (oder deren Muskeln) auch die Fraktur überspannen. Daraus geht in unserer Sprache gesprochen hervor, daß bei einer Unterschenkelfraktur das Fußgelenk viel ausgesprochener Hofgebiet ist als das Kniegelenk, wie beim Vorderarmbruch das Handgelenk stärkere Hofwirkungen erfährt (SCHAEFER).

Auch bei unseren Kranken fielen die reaktiven Umbauveränderungen klinisch und röntgenologisch *peripher* vom *primären Herd* oft mehr auf. Allerdings beobachtete ich immer wieder, daß in den Fällen mit Veränderungen der peripheren Hofanteile im Röntgenbild *auch* die *zentralen* Gebiete bald die fleckige Entschattung — wenn auch nicht so intensiv — zeigten.

Die klinisch wahrnehmbaren Erscheinungen finden sich teils mehr im peripheren Abschnitt, teils peripher *und* zentral. So treten die Veränderungen der Haut, des Haarwuchses und der Schweißbildung, auch die subjektiven Beschwerden (Knocheninsuffizienz) im peripheren Anteil stärker hervor, während sich die Symptome an der Muskulatur peripher und zentral vom Hof einstellen. Die Gelenke verhalten sich in dieser Hinsicht verschieden, die peripher gelegenen sind doch häufig stärker in Mitleidenschaft gezogen.

Zeit des Auftretens.

Wie wir aus unseren Betrachtungen über die Entstehungsweise des physiologischen reaktiven Umbaues wissen, setzen die Umbauvorgänge schon mit dem Trauma (mechanische, bakterielle oder thermische Schädigung) ein.

Im *klinischen* Bild findet man auch tatsächlich ziemlich bald nach dem Trauma die ersten Erscheinungen der Umbauperiode, so erreicht die Temperaturerhöhung auf der verletzten Seite zwischen dem 8. und 10. Tag ihren Höhepunkt, die Veränderung der Hautreaktion und des capillarmikroskopischen Bildes ist schon am 15. Tag nachweisbar, die Hyperhidrosis setzt ab der 2. bis 3. Woche ein, auch das Ödem und der Muskelschwund finden sich oft schon sehr früh. Später erst machen sich meist Gelenkveränderungen und Belastungsschmerzen bemerkbar.

REMÉ beschreibt bei einem Fall:

20 Tage nach dem Oberarmkopfbruch trat eine bald erheblich werdende Schwellung der rechten Hand und eine Steigerung der Hauttemperatur um 4 Grad gegen die gesunde Seite ein.

Schwerwiegendere klinische Erscheinungen traten frühestens nach 3 Wochen, spätestens nach 10 Wochen zutage (DUBOIS).

Am *Knochen* dauert es meist länger bis die Umbauveränderungen einen solchen Umfang erreichen, daß sie im Röntgenbild nachweisbar sind. Früher können die Vorgänge häufig durch Vergleichsaufnahmen mit der gesunden Seite erkannt werden.

HERFARTH bezeichnet die Zeit zwischen dem Trauma und dem Auftreten röntgenologisch nachweisbarer Veränderungen als „Inkubationszeit", wobei er auch darauf hinweist, daß die Angaben der einzelnen Autoren recht verschieden sind.

Diese „Inkubationszeit" geben HITSCHMANN und WACHTEL bei Erfrierungen und HILGENREINER bei Schußverletzungen zu 2—3 Wochen an. RIEDER berichtet über röntgenologisch „eben nachweisbaren" Knochenumbau bei einer Zehen-Splitterfraktur nach 2 Wochen. HERFARTH fand die röntgenologischen Veränderungen frühestens nach 3—4 Wochen, LENK nach 4 Wochen, SUDECK nach $4^{1}/_{2}$ Wochen, OHLMANN nach 5 Wochen, KÖHLER (bei Schußfrakturen) nach 5 Wochen, FLEISCHHAUER (bei Nervenverletzungen) nach 10 Wochen.

HERFARTH stellte den fleckigen Umbau bei einer Arthritis gonorrhoica bereits nach 2 Wochen fest, er nimmt an, daß die Veränderungen bei der gonorrhoischen Gelenkentzündung besonders rasch auftreten.

Nach LENK erreichen die Vorgänge im Röntgenbild ihren *Höhepunkt* nach 5 Wochen, bei OHLMANN und SUDECK beträgt diese Zeit 6—8 Wochen und bei KÖHLER 8—10 Wochen.

Im *Tierversuch* fand BARNEY BROOKS die ersten Anzeichen des Umbaues schon nach 10 Tagen, *ich* fand sie nach 20 Tagen und RIEDER zwischen dem 17. und 28. Tag.

Am Krankengut der *Münchener* Klinik haben wir die „Inkubationszeit" bei 222 Fällen feststellen können, und zwar beträgt sie in:

12 Fällen	2 Wochen	18 Fällen	8 Wochen
21 „	3 „	11 „	9 „
19 „	4 „	15 „	10 „
44 „	5 „	15 „	11 „
41 „	6 „	10 „	12 „
16 „	7 „		

Hieraus errechnet sich ein Durchschnitt von 6,4 Wochen, das sind 45 Tage, die Gipfelpunkte werden in der 5. und 6. Woche erreicht, die frühesten Erscheinungen fanden sich bei einer Reihe von Fällen schon nach 2 Wochen, allerdings wurden zur Feststellung dieser so frühzeitigen, geringen Veränderungen zum Teil Vergleichsaufnahmen der gesunden Seite angefertigt.

Weiterhin interessierte uns, ob Lebensalter und Geschlecht einen Einfluß auf das zeitliche Auftreten der Umbauerscheinungen im Röntgenbild haben. Im Durchschnitt beträgt die „Inkubationszeit":

Im 2. Jahrzehnt 5 Wochen; bei Männern 5,5, bei Frauen 4,5
„ 3. „ 5 „ „ „ 5 , „ „ 5
„ 4. „ 7,5 „ „ „ 8 , „ „ 7
„ 5. „ 8,5 „ „ „ 9,5, „ „ 7,5
„ 6. „ 7 „ „ „ 6,5, „ „ 7,5
„ 7. „ 6 „ „ „ 6 , „ „ 6
„ 8. „ 6 „ „ „ 8 , „ „ 4

Es ergibt sich also, daß der Knochen im jugendlichen und im höheren Alter rascher einem intensiven Umbau anheimfällt als in den mittleren Lebensjahrzehnten. Weiterhin zeigen Frauen früher die Umbauveränderungen im Röntgenbild als Männer. Es wäre denkbar, daß hierbei innersekretorische Einflüsse (Thyreoidea — Geschlechtsdrüsen) im Spiele sind.

Schon klinisch fiel uns alljährlich auf der Frakturenabteilung der Klinik auf, daß wir im ausgehenden Winter und im beginnenden Frühjahr den *intensiven* physiologischen reaktiven Umbau und vor allem auch die Dystrophie häufiger zu Gesicht bekamen als in den Sommer- und Herbstmonaten. Wir sind dieser Beobachtung nachgegangen und es trafen in 2 Jahren bei 238 Fällen mit intensiven Umbauerscheinungen 83 auf das Frühjahr, 67 auf den Winter, 49 auf den Sommer und 39 auf den Herbst.

Die „Inkubationszeit" beträgt bei den intensiven Umbauerscheinungen, die auftreten

im Frühjahr	5 Wochen	im Sommer	7 Wochen
im Winter	6,5 Wochen	im Herbst	7,5 Wochen.

Inwieweit hormonale Vorgänge („Der Frühling ist die Zeit der inneren Sekretion" — MORO), Vitaminmangel oder gesteigerte vegetative Erregbarkeit als Saisonfaktoren in Frage kommen, ist noch nicht geklärt.

Schließlich erhebt sich noch die Frage:

Besteht ein Unterschied in der „Inkubationszeit" bei verschiedenen primären Schädigungen?

Nach *leichteren* Verletzungen (meist im Gelenkbereich! — Distorsionen, Kontusionen usw.) läßt sich oft im Röntgenbild der reaktive Umbau schon verhältnismäßig früh erkennen, so

bei	5 Fällen	nach	2 Wochen;	bei	5 Fällen	nach	8 Wochen
„	7 „	„	3 „	„	2 „	„	9 „
„	10 „	„	4 „	„	2 „	„	10 „
„	12 „	„	5 „	„	4 „	„	11 „
„	8 „	„	6 „	„	5 „	„	12 „
„	8 „	„	7 „				

Es ergibt sich somit ein Mittelwert von 6 Wochen.

Bei den *schwereren* Verletzungen (Frakturen, offene Luxationen usw.) finden wir:

4 Fälle	nach	3 Wochen;	12 Fälle	nach	8 Wochen
7 „	„	4 „	8 „	„	9 „
29 „	„	5 „	12 „	„	10 „
18 „	„	6 „	9 „	„	11 „
6 „	„	7 „	5 „	„	12 „

Hier beträgt der Durchschnittswert 7 Wochen.

KÖHLER, OHLMANN u. a. äußern auf Grund ihrer Beobachtungen an verhältnismäßig kleinem Krankengut die Ansicht, daß der Umbau um so früher und hochgradiger in Erscheinung tritt, je schwerer die Verletzung ist. Wir fanden bei unseren Fällen gerade das Gegenteil, wenn auch der Unterschied zwischen 6 und 7 Wochen nicht sehr groß ist.

Für die *eitrigen Entzündungen* und für die *Tuberkulose* fand sich ein Mittelwert der „Inkubationszeit" von 6 Wochen. Auf die manchmal rasche und starke Ausbildung der röntgenologischen Veränderungen bei Eiterungen wurde bereits früher (S. 487) hingewiesen.

Biologische Bedeutung der Umbauerscheinungen („Zweckmäßigkeit").

Bereits 1931 warf BRANDT die Frage nach der biologischen Bedeutung des reaktiven Umbaues auf und kommt zu dem Schluß, daß das Wesen der „SUDECKschen Knochenatrophie" in biologischen Vorgängen zu erblicken ist, die der Ausdruck von erhöhtem Knochenumbau sind. „Soll der Knochen reaktionsfähiger werden und biologische Leistungen vollbringen, so muß zunächst Kalk abgegeben bzw. verkalkte Knochenzellen abgebaut werden."

BRANDT erkannte auch, daß die „Knochenatrophie" keine Heilungsverzögerung bedeute, sondern häufig die Callusbildung erst einsetze, nachdem sich eine stärkere „Atrophie" entwickelt hatte.

Eine Reihe anderer Autoren, wie KIENBÖCK, SCHINZ, DUBOIS, HEYDEMANN, BAENSCH und FRIEDL, EWALD und BRINKMANN sehen die fleckige Entkalkung nicht als eine eigentliche Krankheit an, sondern nur als ein Symptom, mit dem bei Verletzungen, Entzündungen usw. zu rechnen ist.

Erst seit den Untersuchungen von SUDECK und RIEDER wissen wir, daß der Umbau eine notwendige Teilerscheinung *der* Reaktion ist, die den primären Herd zur Heilung bringt, daß dieser Umbau also physiologisch und zweckmäßig ist. Nur die Entgleisung des reaktiven Umbaues führt zu pathologischen Veränderungen, zur Dystrophie und Atrophie.

Mit Recht weist SUDECK darauf hin, daß es genügt, diese *allgemeine biologische Zweckmäßigkeit* erkannt zu haben, und daß es nicht mehr notwendig sei — wie früher —, die Frage nach der besonderen Zweckmäßigkeit und nach dem Nutzen für jede auf dem Wege des Umbaues auftretende Einzelerscheinung zu stellen.

Differentialdiagnose.

Die Erkennung der Weichteil- und Knochenerscheinungen beim physiologischen reaktiven Umbau und bei der Dystrophie macht manchmal Schwierigkeiten.

So berichtet SUDECK von einem Fall (Dystrophie nach Kreissägenverletzung des Daumens), bei dem sich 5 Jahre hindurch Akten über Akten anhäuften mit Gutachten und Obergutachten von Chirurgen, Orthopäden, Amtsärzten und Psychiatern und bei dem die Dystrophie (meist wurde das Ödem besonders betont!) erklärt wurde als „idiopathisches Ödem" auf konstitutioneller Grundlage ohne Zusammenhang mit dem Unfall oder als Folge hysterischer Willensschwäche oder als eine psychogene Unfallfolge auf psychoneurotischer Grundlage oder mit einer hysterischen Komponente als funktionell nervöse Störung oder als hysterische Reaktion, als Überregbarkeit des vegetativen Nervensystems, als Kreislaufstörung durch seelische Einflüsse. Erst der 8. Gutachter kam zu der erlösenden Einsicht, daß eine Gliedmaßendystrophie vorlag.

Einen anderen Fall teil REMÉ mit:

Gliedmaßendystrophie nach Würfelbeinluxation. Bei diesem Patienten wurde von einem sehr guten Untersucher zunächst eine Tuberkulose, später eine Endangitis obliterans angenommen, bis schließlich der Überblick über den fast 1½jährigen Verlauf die Diagnosestellung ermöglichte.

Ich hatte ein Gutachten zu erstatten über einen Verletzten, bei dem röntgenologisch ein erheblicher reaktiver Umbau nach Knöchelfraktur vorlag. Im Vorgutachten wurde aber statt dessen eine Ostitis fibrosa angenommen.

Ferner schreibt RIEDER:

Aber auch Kennern des Krankheitsbildes kann die traumatische Dystrophie erhebliche pathogenetische und differentialdiagnostische Schwierigkeiten verursachen. Akute infektiöse Noxen, Gonorrhöe, Lues und Tuberkulose werden häufig zur Erklärung herangezogen, ehe das eigentliche Wesen der Störung erkannt wird.

Verwechslungen der Umbauerscheinungen im Röntgenbild mit *Tuberkulose, Lues, Tumoren* und *Tumormetastasen* sind am häufigsten. Auch der *entzündliche Plattfuß* ist manchmal auszuschließen.

Vor allem die *Tuberkulose* tritt differentialdiagnostisch immer wieder auf den Plan. In den meisten Fällen freilich ist die Unterscheidung unter Berücksichtigung des klinischen und des röntgenologischen Bildes möglich. LEXER hebt hervor, daß die Tuberkulose — im Gegensatz zum reaktiven Umbau — sich von der Epiphyse bald auf die Meta- und Diaphyse ausbreite und auch die — bei der „Atrophie" immer erhaltenen — Knochenumrisse zerstöre. Wir haben allerdings auch viele Fälle gesehen, bei denen die Umbauerscheinungen ebenfalls von der Epiphyse aus zur Diaphyse wandern. Weiterhin weisen LEXER und WILLICH darauf hin, daß beim reaktiven Umbau nach einiger Zeit ein erhebliches Mißverhältnis zwischen klinischen Erscheinungen und Röntgenbild festzustellen ist, da häufig Schmerzen und Funktionsstörung schon vor der Besserung des Röntgenbefundes zurückgehen, was bei der Tuberkulose nie beobachtet wird.

Um eine Tuberkulose ausschließen zu können, liefert die Senkungsgeschwindigkeit der roten Blutkörperchen manchmal einen Anhalt. Ich fand die Senkungswerte beim Knochenumbau meist nicht oder nur ganz geringgradig erhöht.

Begutachtung.

Unter den 6000 Fällen, die in einem Jahr zur Begutachtung durch die Münchener Klinik gehen, befinden sich immer mehrere Hundert Verletzte, bei denen zwar die Knochenbrüche, Luxationen, Distorsionen, die Infektionen zur Ausheilung gelangt sind, trotzdem aber die Patienten noch über glaubhafte subjektive Beschwerden klagen und die Untersuchung die Zeichen des reaktiven Umbaues oder der Dystrophie ergibt. Häufig findet man in solchen Fällen im Unfallakt von einem Vorgutachter die Festigung des Knochenbruches, den Rückgang der entzündlichen Erscheinungen und damit Heilung festgestellt, während die bestehende Dystrophie bei Einschätzung der Erwerbsunfähigkeit unberücksichtigt blieb. Die Verletzten versuchen oft die Arbeit aufzunehmen, freilich bleibt es beim Versuch. Andere wieder überwinden zunächst die Beschwerden und laufen dabei Gefahr, daß der reaktive Umbau entgleist, bis schließlich die Dystrophie sie zwingt, die Arbeit wieder einzustellen.

Es ist nicht richtig, solche Verletzte, bei denen zwar der primäre Unfallschaden behoben ist, bei denen aber klinisch und röntgenologisch Erscheinungen des Umbaues oder der Dystrophie nachzuweisen sind, schon als arbeitsfähig zu erachten und ihnen eine *Teil*rente zuzusprechen. Man übersieht dabei die Notwendigkeit der Ruhe und Schonung der erkrankten Gliedmaßen, die eine sorgfältige Anpassung der Übungsbehandlung an die Leistungsfähigkeit brauchen. Jegliches Übermaß von Betätigung, Bewegung, Kraftanstrengung kann Schaden stiften und zur bösartigen Entwicklung des vorliegenden Zustandes führen. Man scheue sich daher nicht, solche Verletzte zu 100% erwerbsunfähig einzuschätzen, da sie in Wirklichkeit doch völlig erwerbsunfähig sind. Auch SUDECK rät zu diesem Vorgehen und schreibt, daß man bei diesen Patienten „zunächst kein anderes Ziel als die Herstellung der Gesundheit ins Auge zu fassen" habe.

Besonders bewährt hat es sich, uns diese Verletzten in unsere „Sonderstation zur Wiederherstellung Schwerunfallverletzter" in den bayerischen Bergen

(Hohenaschau) aufzunehmen und sie dort bis zum Eintritt der Arbeits- und Erwerbsfähigkeit zu behandeln.

Auf die sehr wichtigen Gedankengänge von RIEDER zur Begutachtung der Gliedmaßendystrophie sei besonders verwiesen. Er schreibt:

Immer wieder erleben wir bei Begutachtungen, daß der dystrophische Symptomenkomplex nicht genügend gewertet oder überhaupt nicht anerkannt wird. Ganz besonders ist das der Fall, wenn nur leichte Traumen — sei es, daß es sich um Kontusionen oder Distorsionen handelt — vorausgegangen sind. Gerade bei diesen belanglosen Schädigungen wird meist nicht an die Möglichkeit einer bestehenden Dystrophie gedacht; oder wenn sich im Gegensatz zu der Belanglosigkeit des Traumas schwere Dystrophien im Spätstadium entwickeln, so wird die Diagnose verkannt. Der Begutachter ist dann, wenn die unmittelbaren Verletzungsfolgen bei diesen leichteren Traumen bereits abgeklungen sind, geneigt, den dystrophischen Zustand für unabhängig von der primären Ursache zu halten oder spezifische Erkrankungen anzunehmen.

Selbst die nach schweren Traumen auftretenden dystrophischen Symptome, die unmittelbar im Anschluß an die Schädigung zustande kommen, werden vielfach nicht richtig gedeutet oder überhaupt nicht erkannt, vor allem dann, wenn die Weichteilveränderungen unausgesprochen sind, oder sich die Atrophie nur am Knochen abspielt. In krassen Fällen kann man sich oft des Eindrucks nicht erwehren, daß dem Begutachter das Krankheitsbild überhaupt unbekannt ist.

Die Folge davon ist, daß bei Verkennung der Tatsachen die Unfallverletzten Gefahr laufen, für funktionell, aggravierend oder als Rentenjäger erklärt zu werden, besonders, wenn das Trauma nur leichterer Art war.

Prognose.

Die Prognose richtet sich nach dem Zustandsbild. Im Stadium des reaktiven physiologischen Umbaues ist die Prognose meist günstig zu stellen, wenngleich auch immer die Gefahr der Entgleisung in die Dystrophie und Atrophie droht. Meist gehen im Umbaustadium die Erscheinungen an den Knochen- und Weichteilen völlig zurück, ohne einen funktionellen Schaden zu hinterlassen.

Die Röntgenbilder der *völlig geheilten* Gliedmaßen unterscheiden sich auch nach schwerer und langdauernder Erkrankung nicht mehr von der anderen Seite (SUDECK).

Weniger günstig sind prognostisch die Fälle im Stadium der Dystrophie zu beurteilen. Die völlige funktionelle Wiederherstellung tritt häufig nicht mehr ein, es bleibt eine federnde Versteifung der Gelenke zurück, obschon das Röntgenbild wieder normalen Befund zeigen kann.

RIEDER beobachtete im Gefolge der Dystrophie die Schrumpfung der Gelenkkapsel und die Ausbildung eines zunächst feinen Pannus, der schließlich größere Gelenkflächen überzieht. Das Endstadium solcher Fälle ist eine bindegewebige Ankylose bei noch teilweise offenem Gelenkspalt.

Wenn DUBOIS von 34 Fällen mit sehr günstiger Prognose berichtet, so handelte es sich wohl vorwiegend um den Zustand des physiologisch-reaktiven Umbaues. Er schreibt:

In allen Fällen erfolgte praktisch Heilung, wenn auch oft Muskelatrophien länger persistierten und auch die Architektur des geheilten Knochens röntgenologisch vielfach eine gröbere trabekuläre Struktur aufwies als die gesunde Seite oder der Vorzustand. Bei gelenknahen Atrophien sind sehr hartnäckige arthritische Erscheinungen nicht selten. Damit parallel findet sich gelegentlich die Angabe einer gewissen funktionellen Insuffizienz, die aber in keinem Falle soch hochgradig war, daß von einer praktisch in Betracht fallenden Teilinvalidität gesprochen werden konnte. Diese genügende Heilung mit Entlassung aus der ärztlichen Behandlung trat frühestens nach 2, spätestens nach 9 Monaten ein.

Nach KÖHLER verschwinden bei Schußfrakturen bei guter normaler Heilung die Umbauerscheinungen schon in der 20. Woche, in selteneren Fällen schon in der 15. Woche.

BECK weist darauf hin, daß die Prognose der Umbauerscheinungen im Röntgenbild für die objektive Erklärung bestehender Beschwerden nach scheinbarer Ausheilung der primären Schädigung für die Unfallbegutachtung und die Kriegsbeschädigtenfürsorge von großer Bedeutung sei. Bei Traumen, schreibt

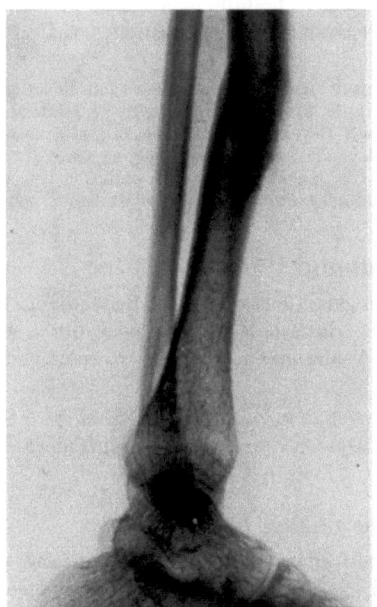

Abb. 34. Reaktiver Umbau, 5 Monate nach Unterschenkelbruch.   Abb. 35. 2 Jahre später, Ausheilung.

GRASHEY, ist das Knochenbild ein objektives Merkmal dafür, daß die Leistungsfähigkeit noch im Rückstand ist, analog der meist gleichzeitig vorhandenen Muskelatrophie.

Die Betrachtungen an unserem Krankengut ergaben hinsichtlich der *Heilungsdauer* recht verschiedene Zeiten.

Bei 138 Fällen mit starkem reaktivem *Umbau* konnte die Zeit der Heilung bzw. die Zeit bis zu einer *wesentlichen* Besserung der röntgenologischen und klinischen Umbauerscheinungen festgestellt werden. Es ergab sich für die Besserung ein *Durchschnitts*wert von 32 Wochen, für die Heilung von 51 Wochen. Als Ausgangspunkt für diese Zeiten wurde jeweils der Tag der Verletzung gewählt.

Der Durchschnittswert für die *Heilungs*dauer betrug bei *Männern* 48 Wochen, bei *Frauen* 54 Wochen. Es wäre denkbar, daß diese Verzögerung beim weiblichen Geschlecht mit den komplizierteren Vorgängen im innersekretorischen Geschehen zusammenhängt.

Die Heilungszeit erfährt fast immer nach dem 4. Lebensjahrzehnt eine erhebliche Verlängerung, die im Durchschnitt 14 Wochen beträgt.

Der jahreszeitliche Einfluß ist unverkennbar, die Heilungsdauer der im Sommer und Herbst einsetzenden Umbauerscheinungen ist kürzer als im Winter und Frühjahr.

Weit ungünstiger ist hinsichtlich der Heilungszeit die Prognose im Stadium der *Dystrophie* zu stellen. Eine Heildauer von 100 Wochen und darüber gehört durchaus nicht zu den Seltenheiten. Bei 9 Fällen bestand nach 3 Jahren klinisch und röntgenologisch noch das Bild der Dystrophie, ohne Anzeichen für das Stadium der Atrophie.

Nach den Angaben der Autoren und auch nach eigenen Beobachtungen hat die traumatische Gliedmaßendystrophie im ganzen eine gute Prognose. Sie dauert 1—2 Jahre, oft auch noch länger an, geht dann aber doch in der Regel in Heilung über. Diese kann aber nach den vorliegenden Umständen nicht anders als *sehr langsam* erfolgen; denn für die Wiederherstellung der Atrophie stehen nur die langsam wirkenden funktionellen und nutritiven Reize zur Verfügung; die formativen aber, durch die sich der Umbau so schnell vollzieht, sind verbraucht (SUDECK).

Behandlung.

Der oberste Grundsatz jedes Heilungsversuches ist die Behandlung des primären Herdes, gleichgültig, ob dieser durch ein Trauma oder durch eine Infektion bedingt ist. Die Quelle immer wieder erneuter Reize wird so möglichst ausgeschaltet.

Im übrigen richtet sich der Heilplan nach dem Zustandsbild, denn die 3 Stadien — physiologisch reaktiver Umbau, Dystrophie, Atrophie — erfordern eine verschiedene Behandlung.

1. Der physiologische reaktive Umbau.

In diesem Stadium sind die Haupterfordernisse: Ruhe, Fernhaltung von Reizen, Vermeidung von Belastung und mechanischer Beanspruchung. Mechanische Heilmaßnahmen und Massage *am Ort des Umbaues* unterbleiben! Wir pflichten vollkommen der Ansicht von GEBHARDT bei:

Jede mechanische Beunruhigung zur Zeit des lebenden Umbaues ist schädlich. Notwendig ist dabei die ungestörte Durchblutung. Im Hinblick auf die spätere, funktionelle Beanspruchung ist es wichtig, schon in der Ruhezeit eine günstige Ausgangsstellung, also möglichst die Ruhigstellung in Mittellage der Gelenke, im muskulären Gleichgewicht sicherzustellen. Eigentliche mechanische Maßnahmen der Nachbehandlung im engeren und örtlichen Sinn sind in diesem Zeitabschnitt möglichst zu vermeiden. Es kann im Einzelfall schon da und dort, gewissermaßen mehr in der Fernwirkung, unterstützend etwas eingegriffen werden. Anliegende Gelenke beim Extensionszug z. B. werden vorsichtig gegen die Verlötung umgelagert, die arterielle Hyperämie durch Üben in gesunden Körperbezirken, besonders bei paariger Anlage, unterstützt. Diese Maßnahmen sind aber nur zusätzlich, setzen unter genauer Beobachtung bei körperlicher und seelischer Bereitschaft des Kranken erst am Ende der schöpferischen Pause ein. Der Begriff der Ruhe, der sich in einer inneren Sammlung und zunehmenden Bereitschaft des Kranken ausdrücken muß, ist vorher entscheidend; sie wird nur im Einzelfall unter genauem Abschätzen der Wirkung durch zusätzliche, mehr allgemeine Maßnahmen durchbrochen. *Am Ort des lebenden Umbaues* hingegen ist jede mechanische Beunruhigung zu vermeiden.

Langsam, langsam führt man die Gliedmaße mehr und mehr unter tastender Anpassung wieder zur normalen Funktion und insbesondere zur Belastung zurück, immer unter peinlicher klinischer und röntgenologischer Überwachung.

Die subjektiven Empfindungen des Kranken, Belastungs- und Bewegungsschmerz, sind dabei als Maßstab für die Leistungsfähigkeit des Knochens richtig einzuschätzen.

SUDECK und HOHMANN empfehlen warme Seifen- und Kamillenbäder, wir haben davon keinen Gebrauch gemacht.

Über die Zeit, wann der reaktive Umbau so weit beendet ist, daß zweckmäßige Übungen einsetzen können, lassen sich keine allgemeingültigen Regeln aufstellen.

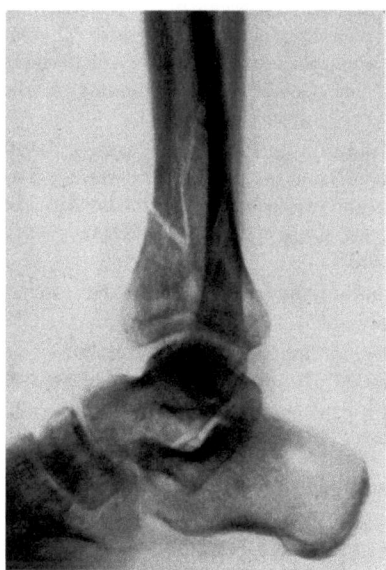
Abb. 36. Hochgradiger Umbau, 2 Monate nach Unterschenkelbruch (Grundumsatz: + 30,4%).

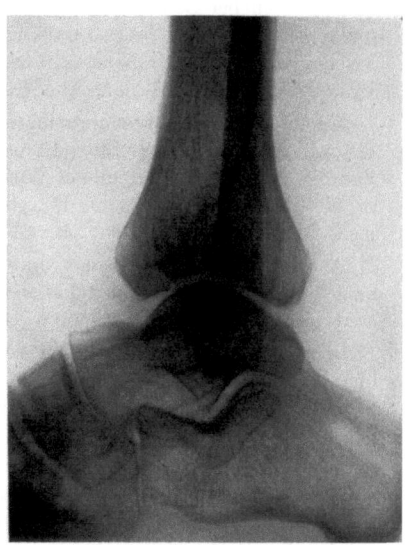
Abb. 37. 4 Monate später (Behandlung mit Ergocholin, Vitamin A usw.).

Bei Berücksichtigung des klinischen Befundes und des Röntgenbildes vermag man aber bald den Heilungsablauf richtig einzuschätzen.

Der Umbau findet sein Ende, wenn die Gewebsschichten wieder gegeneinander verschieblich werden, wenn die Durchblutung und reaktive Hyperämie gleichmäßig ist, der Spannungszustand im ganzen Weichteilrelief ohne Hartspann oder Erschlaffung sich ausbildet. Dazu drängt der Kranke nach Selbstgebrauch und eigenen Bewegungen (GEBHARDT).

Nun kennt freilich jeder Chirurg, der sich mit Unfallheilkunde befaßt, jene Fälle im Stadium des reaktiven Umbaues, die im Röntgenbild *lange* und *intensiv* die fleckige Entschattung und die unscharfe, verwaschene Struktur aufweisen und bei denen auch die Umbauerscheinungen an den Weichteilen (Haut, Muskulatur, Kapsel-Bandapparat der Gelenke) recht hartnäckig sind. Dies sind nun meist die Kranken mit den Zeichen der vegetativen Stigmatisation und mit dem erhöhten Grundumsatz (s. S.510). Die Behandlung richtet sich nach diesen Gesichtspunkten. Medikamentös verabreichen wir diesen Patienten 3mal täglich eine Tablette *Ergocholin* „Diwag", ein Präparat, das sich aus Cholin und Secale zusammensetzt. Nach Untersuchungen im pharmakologischen

Institut *Rostock* (KEESER und RINTELEN) wird beim Ergocholin die gefäßkontrahierende und blutdrucksteigernde Wirkung der Secale-Alkaloide durch Zusatz von Cholin aufgehoben, ferner wird durch das Secale-Alkaloid Ergotamin — als Antagonist des Adrenalins — der erhöhte Erregungszustand des sympathischen Nervensystems gedämpft und der Grundumsatz herabgesetzt. SUNDER-PLASSMANN berichtet sogar über Grundumsatzsenkungen von 30—40% mit Ergocholin.

Eine günstige Beeinflussung des Zustandes ist auch durch *Bellergal* (Sandoz) zu erreichen. Dieses Präparat enthält Bellafolin, Gynergen und Phenobarbital und hat sich bei Behandlung der vegetativen Stigmatisation und der Thyreotoxikose bestens bewährt, so daß wir es auch gerne bei den lang anhaltenden Erscheinungen des Umbaustadiums und bei Gefahr der Entgleisung in die Dystrophie — 3mal täglich eine Tablette — verabreichen.

Ferner geben wir diesen Patienten Vitamin A in Form von *Vogan* und Vitamin-A-reicher Nahrung (Butter, Mohrrüben, Tomaten, Spinat, Lebertran). Das Vitamin A zeigt antithyreoidale Wirkung und weiterhin fällt ihm die Aufgabe zu, die ,,Wirkung des Vitamin D in bezug auf die Apposition des Kalks in optimaler Weise zu ermöglichen" (MAY MELLANBY).

Auch Luminal, Calcibronat und Chinidium hydrobromicum haben wir in manchen, sehr hartnäckigen Fällen verabreicht.

Darüber hinaus ist auf die Allgemeinbehandlung besonderer Wert zu legen: Fleisch- und salzarme Kost, also vorwiegend Lactovegetabilien, kein Nicotin- und Alkoholabusus, Vermeidung von körperlichen, geistigen und seelischen Strapazen, nach Möglichkeit Klimawechsel (Gebirge, See).

2. Die Dystrophie.

Nach unseren Erfahrungen sind es vor allem die eben zuletzt geschilderten Fälle des reaktiven Umbaues, die so leicht in das Stadium der Dystrophie entgleisen. Es handelt sich also dabei wiederum vornehmlich um vegetativ stigmatisierte Patienten mit erhöhten Grundumsatzwerten. Dementsprechend gestaltet sich der Heilplan nach den eben für die hartnäckigen Fälle des reaktiven Umbaues gegebenen Richtlinien (Ergocholin, Vitamin A, Allgemeinbehandlung).

Hand in Hand mit dieser medikamentösen, diätetischen und klimatischen Therapie geht die Behandlung der erkrankten Gliedmaße. Vor allem muß man sich darüber klar sein, daß es sich bei der Dystrophie um einen Krankheitsvorgang handelt, der viel Ruhe und Zeit zur Heilung braucht.

Das erkrankte Glied wird am besten in einer Gipsschale ruhiggestellt und völlig entlastet. Zur Verbesserung des Blutumlaufes macht man zunächst Alkoholverbände, Moorumschläge oder warme Sandpackungen, höchstens für Stunden, keinesfalls aber so lange bis Schmerzen auftreten bzw. bis sich das Ödem vermehrt. Immer zu empfehlen ist die natürliche Sonnenbestrahlung. Langsam geht man dann einen Schritt weiter und versucht die Anwendung von Heißluft und Glühlichtbad und das rhythmische Heben und Senken der Gliedmaße. Wird auch dies ohne Schmerzen und ohne Zunahme des Ödems vertragen, so beginne man mit Wechselbädern, Unterwasserstrahlmassage, vorsichtiger Muskelmassage und schrittweise folgen dann Widerstandsübungen, aktive und passive

Bewegungsübungen und die Belastung. Immer sei man sich dabei bewußt, daß jede Überanstrengung, jedes Zuviel an Übung und Belastung und das Übersehen von Warnzeichen (Schmerzen, kalte Cyanose, vermehrte Ödembildung) einen Rückschlag in der Behandlung bedeuten!

Von SUDECK, DUBOIS u. a. werden bei der Dystrophie BIERsche Stauungen, Saugglockenbehandlung, periodisch angelegte ESMARCHsche Blutleere und Kurzwellenbehandlung empfohlen. Eigene Erfahrungen fehlen mir darüber.

Jedoch haben wir in sehr hartnäckigen Fällen noch zur Röntgentiefenbestrahlung gegriffen. Nach KOHLER wird sie an der Münchener Klinik folgendermaßen durchgeführt: Röhre, Tuto, Filter Cu 0,75, Feldgröße am Knie z. B. 20/25, M.A. 6, K.V. 102, 5/190. Der Abstand der Röhre wird im allgemeinen 50 cm genommen, manchmal auf 60 cm erhöht. Die jeweils in 3 Min. verabreichte Einzeldosis beträgt 55 r. Der zeitliche Abstand zwischen den Bestrahlungen ist zunächst 2mal 4 Tage, dann 2mal 5 Tage, 1mal 6 und 3mal 7 Tage. Mit 8 bis 10 Einzelbestrahlungen ist eine Serie beendet. Wenn es notwendig ist, kann sie nach frühestens 2 Monaten wiederholt werden.

Über Sympathicusoperationen (periarterielle Sympathektomie, Ramitomie, Ganglienexstirpation) fehlt mir ein eigenes Urteil, weil wir sie an der Münchener Klinik nie bei der Gliedmaßendystrophie ausgeführt haben. SUDECK schreibt darüber:

Eine Zirkulationsvermehrung durch Sympathicusoperation kommt hier in Frage und ist theoretisch gut zu begründen. Wenn kalte Cyanose besteht, so ist anzunehmen, daß der „starke peristaltische Zustand" (RICKER), d. i. Lähmung der terminalen Blutstrombahn, mit gleichzeitiger Verengerung vorgeschalteter kleinerer Arterien besteht. Durch Sympathicusoperation entsteht durch Lähmung der Constrictoren eine Hyperämie mit Erwärmung der Extremität, wodurch ein viel besserer Ernährungszustand geschaffen wird, als er bei dem starken peristaltischen Zustand ist. Die Erfolge mit dieser Operation sind bei richtiger Indikationsstellung zweifellos günstig (LERICHE, RIEDER u. a.). Sie sind aber nicht sicher, und der Eingriff, zumal die Ganglionoperation, ist kein kleiner Eingriff. Andererseits ist, wie erwähnt, die Prognose der Atrophie im ganzen auf lange Sicht günstig. Es ist deshalb zu empfehlen, der Indikationsstellung RIEDERs zu folgen und nur in wirklich schweren Fällen zu operieren, bei denen trotz Ausnutzung aller therapeutischen Möglichkeiten keine Besserung eintritt.

3. Die Atrophie.

Im Stadium der Atrophie tritt die Übungsbehandlung in ihr volles Recht. Alles, was noch an lebender Kraft in einer atrophischen Gliedmaße schlummert, ist zu wecken. Die Muskeln müssen gelockert, gedehnt und im Anspannen wieder geübt werden. Da solche Glieder (zumal die Knochen) insuffizient sind, ist „sorgfältige Anpassung an das Leistungsvermögen oberstes Gesetz, damit nicht durch Überbeanspruchung Schaden entstehe" (SUDECK).

Besonders sei noch darauf hingewiesen, daß die gesamte Nachbehandlung am besten und erfolgreichsten bei stationärem Aufenthalt in einem Krankenhaus durchgeführt wird. Sehr richtig schreibt hiezu GEBHARDT:

Nie kann zur Zeit einer bestehenden Stauung geübt werden, denn der vermehrt arbeitende Muskel bedarf einer besonders guten, arteriellen Durchblutung. Üben beim Bestehen von Stauungszuständen führte immer zu Muskelschwund und zunehmenden „Hungerreaktionen" des Gewebes. Es ist daher kein Gewinn, einen Kranken vorzeitig aus der stationären Behandlung zu entlassen, ihm zuzumuten, daß er z. B. noch mit gestautem Unterschenkel oft bei schlechten Witterungsverhältnissen, weither zur Klinik kommt, um dort dann durch eine kurzdauernde Nachbehandlung angeblich gebessert zu werden.

Sehr bewährt sich in München die der Chirurgischen Klinik angeschlossene Sonderstation zur Wiederherstellung Unfallverletzter in Hohenaschau, wo die Kranken inmitten der bayerischen Berge unter ärztlicher Anleitung so lange in Nachbehandlung verbleiben, bis sie arbeitsfähig entlassen werden können.

Prophylaxe.

Gegen den Ablauf der Erscheinungen des reaktiven Umbaues gibt es und braucht es keine Vorbeugung, denn es handelt sich dabei um einen physiologischen Vorgang. Wohl aber lassen sich Richtlinien einer Prophylaxe herausstellen, um eine Entgleisung des Umbaues in die Dystrophie weitgehend zu verhindern. KARITZKY hat auf Grund der Behandlungsmethoden der Freiburger Klinik eine ausführliche Darstellung der Dystrophievorbeugung gegeben.

Ich beschränke mich darauf an die *wichtigsten* Grundzüge einer Prophylaxe gegen die Gliedmaßendystrophie zu erinnern.

Bei allen größeren offenen und geschlossenen *Weichteilverletzungen* empfiehlt sich die frühzeitige und völlige Ruhigstellung des betroffenen Gliedabschnittes, meist im Gipsverband (Gipsschienen, Gipsschalen, Brückengipse). Die Ruhigstellung verhindert den nachteiligen Einfluß immer wieder erneuter Reize, sie verhindert ferner im Verein mit einer ausgiebigen primären operativen Wundbehandlung Infektion und Entzündung. Ist, wie beispielsweise bei den Extremitätenverletzungen des Krieges, die primäre Hautnaht nicht durchführbar, so trachte man nach frühzeitigem Verschluß der granulierenden Wunde durch Sekundärnaht, Lappenplastik oder Epithelübertragung, da der von granulierenden Wundflächen ausgehende entzündliche Reiz die Dystrophie begünstigt. Bei Operationen im Bereiche dystrophischer Hautanteile bedenke man, daß solche Haut an Elastizität und Abwehrkraft gegen Schädigungen aller Art erheblich eingebüßt hat!

Bei den *Knochenbrüchen* läßt sich die Dystrophie am ehesten durch frühzeitige und sorgfältige Einrichtung vermeiden. Alle Korrekturen im späteren Heilverlauf bedeuten neue Reize und müssen nach Möglichkeit unterbleiben. KARITZKY schreibt: „Für die Verhütung dystrophischer Störungen ist die Dauerextensionsbehandlung nicht geeignet" — wir sind gerade *gegenteiliger* Ansicht! Unter 629 Schaftfrakturen der langen Röhrenknochen wurden 273 ausschließlich mit Drahtzug behandelt, es zeigte sich aber durchaus nicht, daß diese Fälle eine größere Neigung zur Dystrophie aufwiesen. Das Extensionsverfahren möchten wir bei der Behandlung der Oberschenkel- und Unterschenkelbrüche nicht mehr missen. Im übrigen ist noch darauf hinzuweisen, daß ein in der Drahtextension liegender Unterschenkelbruch nur selten abrutscht, während der Gipsverband durch Resorption des Blutergusses und durch Muskelschwund meist zu weit wird, und dann oft Stellungsveränderungen der Fragmente eintreten, so daß Korrekturen unvermeidlich sind. Schnürende Gipsverbände, die zu Stauungen führen, leisten dystrophischen Zuständen besonderen Vorschub.

Bei *Eiterungen* (Abscessen, Phlegmonen, Panaritien, Gelenkempyemen) stellt die Forderung der allgemeinen Chirurgie nach frühzeitiger, breiter Eröffnung des Infektionsherdes, nach Schaffung ausgiebiger Abflußmöglichkeiten für den Eiter und nach völliger Ruhigstellung zugleich auch die beste Prophylaxe gegen die Dystrophie dar.

Neuerdings sind wir auf Grund unserer gewonnenen Erfahrungen über die Disposition vegetativ Stigmatisierter zur Dystrophie dazu übergegangen, bei Verletzten (insbesondere Frakturpatienten) mit den Zeichen der vegetativen Stigmatisation und der Thyreotoxikose schon vorbeugend Mittel zur Stoffwechseldämpfung zu geben (Ergocholin, Bellergal, Vitamin A usw.). Ein abschließendes Urteil über diesen Versuch einer Prophylaxe kann noch nicht mitgeteilt werden.

Zusammenfassung.

Erleidet eine Gliedmaße ein Trauma (Fraktur, Distorsion, Infektion, Nervenverletzung, Verbrennung, Erfrierung usw.), so entstehen am Ort der Verletzung reaktive Veränderungen. Die Abbaustoffe der zerstörten Gewebe üben einen Reiz auf die sympathische Gefäßinnervation aus. Hyperämie und Exsudation sind die Folgen. Daraus ergibt sich eine Veränderung der chemisch-physikalischen Beschaffenheit des Blutes und der Gewebssäfte (Azidose) und es erfolgt einerseits Resorption (Abbau) und andererseits Regeneration (Aufbau). Die Entsäuerung des Gewebes ist notwendig, damit sich die Verkalkung des vorgebildeten osteoiden Gewebes und so die Heilung vollziehen kann.

Die Abbauvorgänge ergeben röntgenologisch erkennbare Aufhellungen in den spongiösen Knochen und wurden daher als Defekte gedeutet und als „akute Knochen*atrophie*" bezeichnet. Da die gleichzeitig sich abspielenden, noch osteoiden Aufbauvorgänge im Röntgenbild nicht in Erscheinung treten, so sind die Defekte nur röntgenographisch vorgetäuscht. In Wahrheit handelt es sich um keine Defekte und um *keine Atrophie*, sondern um einen histologisch nachweisbaren lebhaften *Umbau*. Dieser Umbau bedeutet eine unerläßliche Bedingung der Heilung, er ist keine pathologische Störung, sondern ein physiologischer Vorgang als Reaktion auf ein Trauma, er wird daher als *physiologischer reaktiver Umbau* bezeichnet.

Bleibt die örtliche Azidose aber aus irgendeinem Grunde bestehen, so verhindert sie die Verkalkung des osteoiden Gewebes, der physiologische reaktive Umbau endet nicht in Heilung, sondern „entgleist" und führt zur *Dystrophie* und schließlich oft zur *Atrophie*.

Der physiologische reaktive Umbau, die Dystrophie und die Atrophie betreffen nicht nur den Knochen einer verletzten Gliedmaße, sondern alle Gewebe, Haut, Muskulatur, Kapsel-Bandapparat der Gelenke, Nägel und Haare.

Die klinischen und röntgenologischen Erscheinungen und die pathologische Anatomie der drei Zustandsbilder werden auf Grund des umfangreichen stationären und ambulanten Beobachtungsmaterials der Münchener Chirurgischen Klinik eingehend geschildert. Es werden die Veränderungen an der Haut, an der Muskulatur, an den Gelenken, an den Nägeln und Haaren entsprechend eigener klinischer Beobachtungen beschrieben und die Röntgenbilder der einzelnen Stadien an Hand zahlreicher Abbildungen typischer Fälle erläutert. Auf die Abgrenzung der drei Stadien mittels besonderer diagnostischer Zeichen wurde hingewiesen.

Umfangreiche Untersuchungen klärten die umstrittene Frage der *Disposition*. Hinsichtlich Alter und Geschlecht ergab sich keine besondere Disposition. Weit mehr aber interessierte, ob eine konstitutionelle Reaktionsbereitschaft des

Organismus besteht. Verschiedene Gründe zwingen zur Annahme einer Disposition zum reaktiven Umbau bzw. zur Dystrophie, so findet man nach gleichstarken Verletzungen nur bei einem Teil der Patienten Umbauerscheinungen im Röntgenbild, weiterhin stellen sich manchmal nach geringfügigen Verletzungen starke Umbauerscheinungen und Dystrophien ein und schließlich fällt die so verschieden lange Dauer des Umbau- und Dystrophiestadiums bei einzelnen Menschen auf, ohne daß ein Grund in äußeren Ursachen gefunden werden kann. Die Laboratoriumsuntersuchungen (Blutuntersuchungen, Mineralstoffwechsel- und Vitaminbestimmungen) lieferten zunächst keinen Beitrag zur Auffindung einer Konstitutionsanomalie. Klinische Beobachtung und Betrachtung des Kranken aber haben einen Schritt weitergeführt. Es fiel auf, daß die Umbauerscheinungen nach Traumen bei Patienten mit den Erscheinungen der ,,vegetativen Stigmatisation" (v. BERGMANN) besonders rasch und stark zur Ausbildung kommen, und weiterhin ergab sich bei allen Kranken mit *röntgenologisch* nachweisbaren Umbauerscheinungen eine Steigerung des Grundumsatzes, während Kontrolluntersuchungen an anderen Kranken mit Knochenbrüchen, bei denen der physiologische reaktive Umbau im Röntgenbild nicht in Erscheinung trat, zu normalen Werten führten. Somit war ein Zusammenhang zwischen Umbauerscheinungen, Dystrophie und Konstitution gefunden, dem in therapeutischer Hinsicht besondere Bedeutung zukommt.

Schließlich wurde noch auf die Körperbautypen geachtet, wobei sich herausstellte, daß der athletische Typ nicht zur Dystrophie neigt, während man beim Pykniker und vor allem beim Leptosomen eine besondere Neigung findet.

Auf Grund des Beobachtungsgutes ergibt sich eine mehrfache Gesetzmäßigkeit des Sitzes der Umbauerscheinungen, hinsichtlich bevorzugter Stellen am einzelnen Knochen, hinsichtlich bestimmter Knochen und in bezug auf die Nachbarschaft der Verletzungsstelle. Eine Erklärung dieser Tatsachen schließt sich an.

Es folgen dann Betrachtungen über die biologische Bedeutung der Umbauerscheinungen (,,Zweckmäßigkeit"), über die Zeit des Auftretens, die sich nach Lebensalter, Geschlecht, Jahreszeit, Art und Schwere der Verletzung richtet, über die Differentialdiagnose (Tuberkulose, Lues, Tumoren, Gonorrhöe), über die Prognose, die meist günstig zu stellen ist und über die Begutachtung. Es wird hervorgehoben, daß es nicht richtig ist, Verletzte, bei denen zwar der primäre Unfallschaden behoben ist, bei denen aber klinisch und röntgenologisch Erscheinungen des Umbaues oder der Dystrophie nachzuweisen sind, schon als arbeitsfähig zu erachten und ihnen eine Teilrente zuzusprechen.

Schließlich wird ein breiter Raum der Behandlung gewidmet, der gegenwärtig bei den Kriegsverletzungen eine besondere Bedeutung zukommt. Der Heilplan richtet sich nach dem Zustandsbild. Im Stadium des reaktiven Umbaues sind die Haupterfordernisse Ruhe, Fernhaltung von Reizen, Vermeidung von Belastung und mechanischer Beanspruchung. Mechanische Heilmaßnahmen und Massage am *Ort des Umbaues* unterbleiben! Erst wenn der Umbau sein Ende findet, führt man die Gliedmaße langsam mehr und mehr unter tastender Anpassung zur normalen Funktion und zur Belastung zurück, immer unter peinlicher klinischer und röntgenologischer Überwachung. Die subjektiven Empfindungen des Kranken, Belastungs- und Bewegungsschmerz, sind dabei als Maßstab über die Leistungsfähigkeit des Knochens richtig einzuschätzen.

Bei jenen Fällen im Stadium des reaktiven Umbaues, die im Röntgenbild lange und intensiv die fleckige Entschattung und die unscharfe, verwaschene Struktur aufweisen und bei denen auch die Umbauerscheinungen an den Weichteilen recht hartnäckig sind, findet man meist die Zeichen der vegetativen Stigmatisation und den erhöhten Grundumsatz. Dies sind aber auch diejenigen Fälle, die so leicht in das Stadium der Dystrophie entgleisen. Diese Erkenntnis weist den Weg der Behandlung. Ergocholin-Tabletten zur Grundumsatzsenkung, Vogan, Vitamin-A-reiche Nahrung, Bellergal, Luminal usw. werden verabreicht und auf die Allgemeinbehandlung (fleisch- und salzarme Kost, vorwiegend Lactovegetabilien, kein Nicotin- und Alkoholabusus) wird besonders geachtet.

Dazu tritt bei der Dystrophie wiederum die Behandlung der erkrankten Gliedmaße, die zunächst weitgehend ruhiggestellt und völlig entlastet wird. Man versucht den Blutumlauf zu verbessern mit Alkoholverbänden, Moorumschlägen usw. Langsam geht man einen Schritt weiter und versucht die Anwendung von Heißluft- und Glühlichtbad, beginnt dann mit Wechselbädern, Unterwassermassage, es folgen Widerstandsübungen, aktive und passive Bewegungsübungen und endlich die Belastung. In sehr hartnäckigen Fällen kann man zur Röntgentiefenbestrahlung und zu Sympathicusoperationen greifen.

Im Stadium der Atrophie tritt die Übungsbehandlung in ihr volles Recht.

Die wichtigsten Grundzüge einer Prophylaxe gegen die Gliedmaßendystrophie werden erörtert.

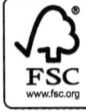

MIX
Papier aus verantwortungsvollen Quellen
Paper from responsible sources
FSC® C105338

If you have any concerns about our products,
you can contact us on
ProductSafety@springernature.com

In case Publisher is established outside the EU,
the EU authorized representative is:
**Springer Nature Customer Service Center GmbH
Europaplatz 3, 69115 Heidelberg, Germany**

Printed by Libri Plureos GmbH
in Hamburg, Germany